LES

INFECTIONS COMBINÉES

DANS

LA SYPHILIS

PAR

G. RIEU-VILLENEUVE

DOCTEUR EN MÉDECINE

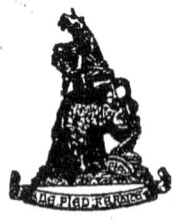

MONTPELLIER

IMPRIMERIE Gustave FIRMIN et MONTANE

(Rue Ferdinand-Fabre et Quai du Verdanson)

—

1899

LES
INFECTIONS COMBINÉES

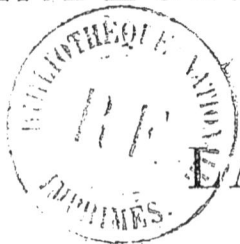

DANS

LA SYPHILIS

PAR

G. RIEU-VILLENEUVE

DOCTEUR EN MÉDECINE

« Il fait bon, quand on a la vérole,
bien se porter. »
RICORD.

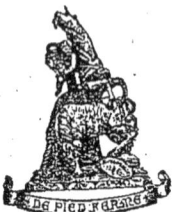

MONTPELLIER

IMPRIMERIE GUSTAVE FIRMIN ET MONTANE

(Rue Ferdinand-Fabre et Quai du Verdanson)

——

1899

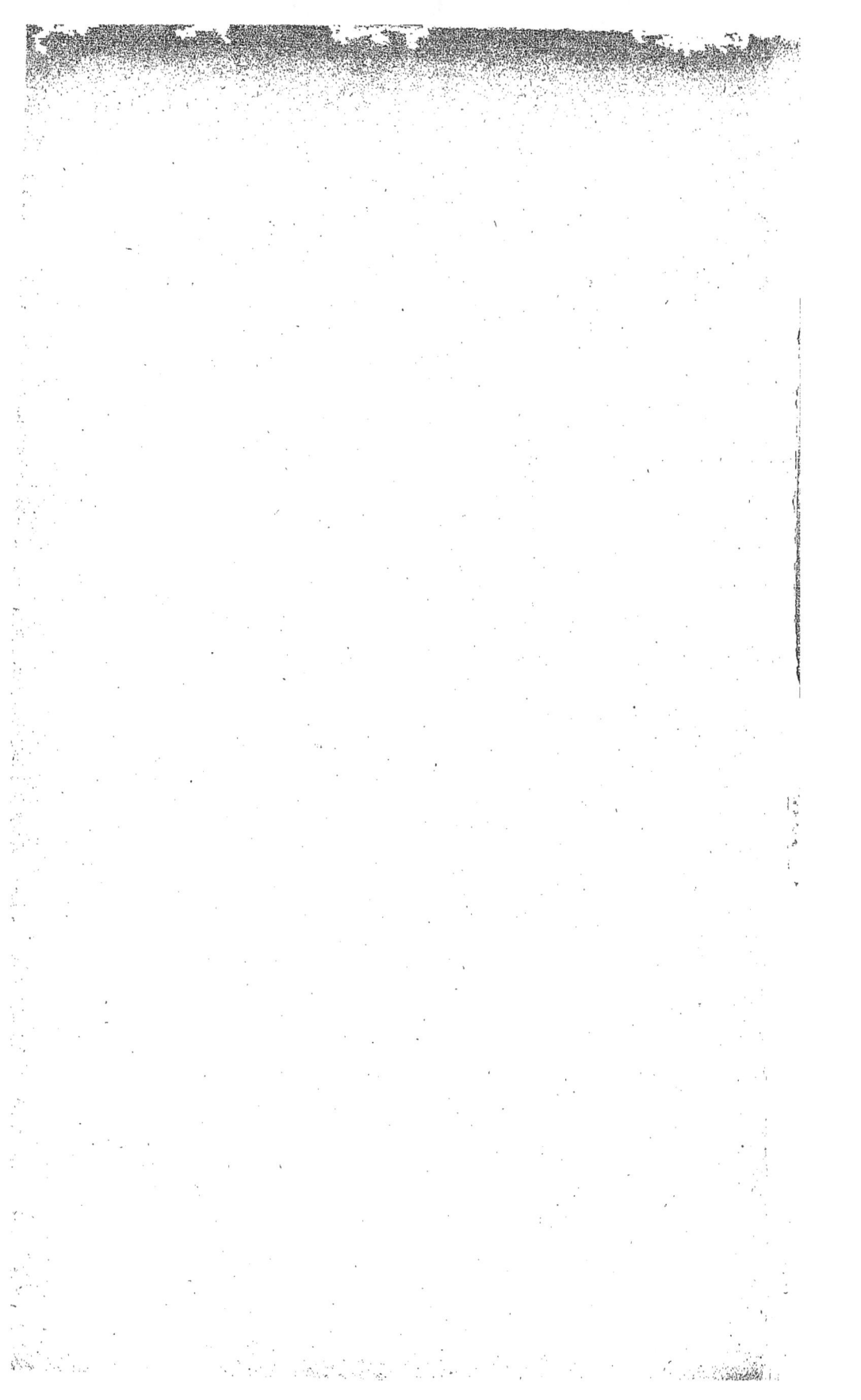

A la mémoire de ma cousine bien aimée
Mademoiselle Maria RIBOT

A MON PÈRE

A MA MÈRE

A MON FRÈRE

A mon Oncle et à ma Tante de Rochessadoule

Pieux hommage d'affectueuse reconnaissance.

G. RIEU-VILLENEUVE.

A Monsieur J. GARIEL

DIRECTEUR DU « PETIT MÉRIDIONAL »

CHEVALIER DE LA LÉGION D'HONNEUR

G. RIEU-VILLENEUVE.

AVANT-PROPOS

Ce n'est pas sans un serrement de cœur qu'à la veille de quitter cette Faculté de médecine, nous venons dire à nos Maîtres aimés quels souvenirs nous emportons d'eux, de leurs leçons et de leurs exemples, quels regrets de nous éloigner se mêlent à la joie d'avoir terminé notre scolarité.

M. le Professeur Carrieu voudra bien nous pardonner si nous sommes impuissant à lui exprimer les sentiments que nous lui avons voués. Dès le début de nos études, à l'occasion d'une longue et douloureuse maladie, il nous prodigua sans compter ses soins éclairés et son dévouement.

Dans la suite, il nous témoigna toujours la plus vive sollicitude, nous assista de ses affectueux conseils en toute occasion difficile.

A sa clinique, nous puisâmes dans son précieux enseignement les notions principales de la médecine. Sa grande expérience fut notre guide ; dédaigneux de se complaire en d'abstraites hypothèses, il nous montra surtout ce qu'était le malade, ce qu'était la maladie et quel devait être le traitement. Cette méthode permit à notre esprit, trop jeune pour être logique, de ne pas s'égarer en de stériles discussions, mais, au contraire, de s'appliquer à l'étude de notions positives. M. le professeur Carrieu met le comble à ses bontés en nous faisant l'honneur de présider notre thèse.

Quoiqu'arrivé récemment à la Faculté de Montpellier, M. le professeur-agrégé Raymond a su conquérir rapidement la respectueuse sympathie de ceux qui l'approchent. Mais nous tenons à lui exprimer, d'une façon bien spéciale, toute notre reconnaissance pour le bienveillant intérêt qu'il nous porta dès le premier jour et qu'il n'a cessé de nous témoigner depuis, à maintes reprises. C'est un grand bonheur pour nous que d'avoir pu suivre, pendant ce semestre, ses belles et intéressantes leçons de pathologie générale, c'est aussi un grand privilège que d'avoir été honoré de son estime et de son amitié.

Nous n'avons pu suivre, cette année, que trois mois environ, la clinique chirurgicale de M. le professeur Tédenat. Certes, nous avons admiré sa prestigieuse habileté, nous avons profité de ce méthodique enseignement, qu'accompagnent maintes fois, d'humoristiques démonstrations, mais ce qui nous a surtout frappé, c'est l'extrême richesse de son esprit, ce sont ses conceptions tellement originales, c'est surtout une exquise bonté d'âme que ne peut dissimuler la vivacité parfois voulue des expressions.

MM. les professeurs Mairet, Gilis et Ducamp, en maintes circonstances, nous témoignèrent leur sympathie. Le souvenir de leur magistral enseignement et de leur bienveillance à notre égard restera longtemps gravé dans notre mémoire.

Quant à M. le professeur-agrégé Brousse, pouvons-nous oublier, sans ingratitude, la bonté de son caractère et l'excellence de son enseignement ? Ce fut toujours avec une grande amabilité qu'il répondit à nos multiples questions, tant dans son service qu'à ses consultations externes, aussi, lui adressons-nous l'expression de notre vive reconnaissance pour nous avoir appris ce que nous savons en dermatologie et en syphiligraphie.

MM. les professeurs-agrégés Rauzier, Lapeyre, de Rouville et Vallois furent pour nous des Maîtres que nous ne saurions oublier. Non seulement il nous témoignèrent leur

·estime, mais ils prodiguèrent leurs conseils à notre inexpérience et mirent à notre disposition leur science et leur temps.

Nous avons contracté envers M. le docteur Jeanbrau une dette de reconnaissance qu'il nous sera difficile d'acquitter. Camarade de collège, il nous marquait déjà sa sympathie. Devenu notre aîné à Montpellier, il ne ménagea, pour nous rendre attrayante l'étude de la médecine, ni ses conseils ni ses encouragements, ni son exemple. Il nous donna, par la suite, de sincères marques d'amitié, aussi éprouvons-nous une grande peine à le quitter.

Pendant notre année d'internat à Douéra, nous avons trouvé en M. le docteur Pison un Maître aussi bon que dévoué. Nous lui sommes profondément reconnaissant de l'affabilité qu'il daigna nous témoigner et des excellentes leçons que nous valut sa profonde pratique des malades.

En terminant, qu'il nous soit permis d'adresser publiquement nos remerciements à M. Gariel.

Depuis près de quatre ans, il veut bien nous honorer de son amitié et nous admettre dans son intimité. En de délicieuses causeries, dont le charme persiste en notre esprit, il nous fit faire l'étude de nous-même, étude méthodique et raisonnée à laquelle nous devons d'être devenu un homme. Il nous montra le droit chemin et son aide nous permit de le parcourir. Aux heures pénibles de tristesse et de peine, nous trouvâmes en lui un consolateur ; aux moments de dépression, nous trouvâmes auprès de lui l'encouragement et le bon conseil. Nous l'assurons ici de notre dévouement.

*

L'étude de la Pathologie générale, qui fut de tout temps la gloire de l'Ecole de Montpellier, semble délaissée dans les thèses de ces dernières années. Et cependant, en quelle partie de la médecine trouver une pareille richesse d'idées et de conceptions?

Etait-ce une tendance naturelle de notre esprit ou avidité de connaître ce dont s'orgueillissait cette Faculté ? Nous ne savons ; toujours est-il que cet enseignement nous passionna au plus haut point.

Cette année, nous avons pu écouter avec un vif plaisir les fort intéressantes leçons de M. le professeur-agrégé Raymond et les suivre avec assiduité.

Celle, en particulier, qu'il nous fit sur les infections combinées dans la syphilis, fut le point de départ de notre thèse. Le sujet était vaste, nombreux les aperçus, et, de plus, nulle part en pathologie générale, on n'avait étudié cette question d'une manière approfondie. Les difficultés qui se présentèrent de suite sont aisées à concevoir ; fort heureusement, nos Maîtres nous vinrent en aide, et nous pouvons aujourd'hui soumettre à leur bienveillante appréciation le résultat de nos recherches et de notre travail.

Nous avons passé rapidement sur les questions déjà bien étudiées par d'autres, nous attachant surtout à certains points encore mal connus : influence des agents pyogènes, du gonocoque sur la syphilis, influence de la syphilis sur la fièvre typhoïde, etc.

C'est sur ces chapitres présentant une certaine originalité que nous attirons l'attention, parce qu'ils constituent la partie principale et intéressante de notre travail.

LES

INFECTIONS COMBINÉES

DANS

LA SYPHILIS

INTRODUCTION

» On suppose, dit Hunter, que la maladie vénérienne
» peut se trouver combinée avec d'autres maladies. Cette
» hypothèse me paraît fondée sur une erreur. Je n'ai
» jamais vu aucun cas de cette nature, et ces faits me
» semblent incompatibles avec les lois qui président à la
» manifestation des actions morbides dans l'économie
» animale. Il est hors de doute pour moi que deux actions
» ne peuvent avoir lieu simultanément dans la même cons-
» titution ou dans la même partie. »

Voici comment Ricord apprécie l'opinion de Hunter :
« Hunter ne croit pas, dit-il, à la possibilité de l'existence
» simultanée de deux actions morbides différentes dans
» les mêmes parties. La doctrine de Hunter, prise à la
» lettre, constituerait une erreur fort grave. La prati-

» que montre, toús les jours, des individus ayant eu....
» les scrofules avec les mêmes accidents syphilitiques,
» cas dans lesquels il y a complication de deux affec-
» tions concomitantes qui s'aggravent isolément ou à la
» fois. »

C'est ce dernier avis que nous partageons sans réserve, et c'est « l'existence simultanée de deux actions morbides différentes » que nous allons étudier.

La question a été posée il y a bien longtemps. Dans son excellent *Traité de la syphilis*, M. Lancereaux consacre un chapitre aux « rapports entre la syphilis et les autres maladies ».

« Envisager la syphilis chez un individu déjà malade,
» dit-il, chercher les modifications qu'elle est susceptible
» de subir dans ces conditions, et celles qu'elle peut impri-
» mer aux maladies avec lesquelles elle coexiste, tel est le
» but que nous nous proposons. »

C'était là une vue générale ; M. Mauriac entre dans les détails. Que produira le conflit d'une maladie aiguë et de la syphilis? se demande le savant médecin de l'hôpital du Midi.

« Y aura-t-il lutte et neutralisation ou destruction des
» phénomènes morbides de l'une par les phénomènes
» morbides de l'autre ? ou bien l'entente entre les deux
» se fera-t-elle aux dépens de l'économie et l'état général ou
» local se trouvera-t-il aggravé par une combinaison, une
» addition ou une multiplication des deux ordres de phé-
» nomènes ? »

« Et si l'on ne se borne pas, ajoute le même auteur, à
» l'observation superficielle de quelques modalités phéno-
» ménales plus ou moins fugaces et mobiles, ne doit-on
» pas se demander et rechercher de quelle manière et dans
» quelle mesure la spécificité des lésions et des troubles

» fonctionnels propres à la syphilis est altérée par l'inva-
» sion d'une maladie aiguë » (1).

Qu'advient-il, par exemple, lorsqu'il y a convergence dans le même moment, sur un tissu, sur un organe ou un système, des déterminations morbides qui appartiennent aux deux maladies ? La virulence des produits morbides qui s'ajoute à leur spécificité pendant la première phase de la syphilis sera-t-elle atténuée et éteinte ou activée et portée à sa plus haute puissance d'intensité ?

Enfin, l'invasion d'une maladie aiguë sera-t-elle favorable au contraire à cet état d'imminence morbide cachée sous le masque de la santé et qui est la caractéristique de la syphilis ? En éloignera-t-elle ou en rapprochera-t-elle les manifestations ?

Bien que peu étudié jusqu'ici, avait dit M. Lancereaux, le sujet qui va nous occuper n'en est pas moins très important, puisque, en fait, il se retrouve à chaque pas dans la pratique.

On peut s'étonner qu'après avoir si nettement posé la question, M. Lancereaux ni M. Mauriac ne l'aient résolue. Le premier consacre à ce sujet quelques lignes à peine, ne contenant que de rares faits et peu d'observations précises. Le second publie une série d'articles fort documentés, fournit de très logiques conclusions, mais n'envisage qu'un côté de la question, impuissant d'ailleurs à donner une solution exacte et définitive.

C'est qu'en 1873 comme en 1866, la doctrine microbienne était encore dans l'enfance et que, malgré la prodigieuse science des observateurs, il était impossible, à cette époque, de proposer une explication même vraisemblable. La syphilis était alors considérée comme une mala-

_____

(1) *Gazette des Hôpitaux*, 1873.

die constitutionnelle et certaines observations qui nous paraissent, à cette heure, nettement concluantes, ne pou vaient être interprétées. La connaissance des associations microbiennes, la découverte des toxines, les travaux considérables de l'école Pastorienne jettent une singulière lumière sur toutes ces questions mystérieuses pour la vieille clinique.

Désormais, nous pouvons expliquer la malignité de certaines syphilis où n'entrent pour rien l'alcoolisme, la mauvaise hygiène, la misère, aucune, pour nous résumer en un mot, des multiples raisons habituellement invoquées pour expliquer l'aggravation de cette infection, sans avoir recours à « ce je ne sais quoi d'inconnu » dont parle Dubuc dans sa thèse inaugurale.

Nous connaissons un facteur de gravité de la syphilis qui échappait à M. Laîné, lorsqu'il écrivait en 1886 : « Certes, nous ne connaissons pas toutes les causes, tous » les facteurs de gravité de la syphilis ; il reste des faits » qui sont pour nous de véritables énigmes. Question » difficile et ardue dont la solution n'est pas possible » aujourd'hui ».

La microbiologie a déchiffré cette énigme, au moins en partie, elle nous permettra de résoudre quelques-uns des problèmes précédemment exposés, de déduire, des faits observés, des conclusions vraisemblables et logiques. Mais ces conclusions elles-mêmes n'auront rien d'absolu, car, en médecine moins qu'ailleurs, il n'est de loi sans exception, et si certains faits paraissent contradictoires, c'est que leur pathogénie n'a pu encore être bien déterminée.

On nous reprochera, peut-être, d'avoir fait une revue générale. C'est vrai, en partie, mais combien d'hommes peuvent-ils justifier d'avoir créé de toutes pièces, sans antécédents, quelque chose dont aucun prédécesseur n'ait eu un soupçon d'idée. « Les morts gouvernent les vivants », a dit un homme de génie, et cet axiome est en médecine une nécessité ; l'inexpérience des jeunes a besoin de guide, les hypothèses seules lui sont permises comme originalité, et les hypothèses ne conviennent guère à une science exacte comme doit l'être la médecine.

On trouvera donc, dans notre travail, de nombreuses observations, des citations fréquentes, qui sont le fruit de longues recherches et d'une patiente bibliographie, mais on trouvera aussi exposées de logiques déductions découlant du minutieux travail d'analyse qui les aura précédées.

Ces conclusions nous ont paru résulter des faits, nous ne les avons trouvées formulées d'une manière générale nulle part, nous les soumettons, à la bienveillance de nos Maîtres. Ils n'ont cessé de nous la témoigner en toute occasion pendant le cours de nos études, nous savons qu'elle ne nous fera pas défaut, qu'elle excusera ce que peut avoir ce travail d'incomplet et d'inachevé, car il nous était bien difficile d'étudier à fond un des sujets les plus vastes de la pathologie générale.

PREMIÈRE PARTIE

CHAPITRE PREMIER

ASSOCIATIONS MICROBIENNES.

La première question qui se présente, une fois le principe admis qu'une maladie infectieuse est causée par un micro-parasite déterminé, c'est de savoir si toutes les complications qu'on peut observer au cours de cette maladie sont également dues à l'action de ce même microbe (1).

Pour répondre à cette question, il eût fallu connaître les microorganismes de toutes les maladies infectieuses, et l'insuffisance des connaissances acquises sur ce terrain ne permettait pas de donner une solution.

Mais on a tourné la difficulté, et lorsque dans le cours de recherches faites dans le but de découvrir tel germe pathogène particulier, on a trouvé des microbes connus, on a été fixé sur un point accessoire avant de l'être sur le principal.

Ces renseignements sont assez nombreux et assez con-

---

(1) Héricourt. *Revue de Médecine*, 1887.

cluants pour affirmer la loi générale des associations microbiennes, du polymicrobisme :

« C'est la notion des complexus morbides, évoluant
» sous la dépendance d'agents multiples, qui apparaît
» comme devant être substituée dans un grand nombre de
» cas à l'idée des processus morbides considérés comme
» des entités » (1).

Les associations microbiennes ne se présentent pas
toujours, en effet, comme des infections secondaires : un
premier groupe ouvrant la brèche, les microorganismes
avoisinants vont suivre ; il en existe d'autres concourant
d'une façon constante à la symptomatologie normale de
certaines maladies.

Mais ce sont là des notions qui nous intéressent peu au
point de vue où nous nous plaçons.

Notre étude doit être plus restreinte. Il s'agit de déterminer si certains microbes distincts s'associent à l'agent
inconnu de la syphilis, quels sont ces microbes et comment ils pénètrent dans l'organisme ?

De nombreux travaux prouvent qu'il existe des microbes surajoutés dans diverses manifestations syphilitiques.
Ce sont le plus souvent les cocci des inflammations bana-
les et de la suppuration. A peine placés, dans l'échelle de
la virulence, au-dessus de vulgaires saprophytes, ils ont
besoin pour vivre et se développer, pour devenir pathogènes, d'un terrain prédisposé, d'un organisme affaibli dans
ses échanges nutritifs et dont les cellules trop faibles pour
la lutte, grâce à la syphilis, seront des portes d'entrée
librement ouvertes.

Quelquefois, cependant, ce seront des bactéries haute-
ment différenciées, n'ayant pas besoin d'un terrain appro-

(1) Héricourt. *Loc. cit.*

prié pour se développer, et pouvant donner lieu à des complexus morbides que l'on pourrait être tenté de rapporter à une seule cause.

En dehors du sujet qui nous occupe, veut-on des exemples ?

Depuis longtemps, la clinique enseignait les relations de la scarlatine, de la diphtérie, de la coqueluche, de la dothiénentérie, et les travaux de laboratoire sont venus confirmer en les expliquant ces divers enseignements. Brieger, Rosenbach ont montré que les abcès qui surviennent au déclin de la fièvre typhoïde sont moins le fait du bacille d'Eberth que de microbes associés ou surajoutés. Babes a reconnu la multiplicité des microorganismes qui travaillaient avec ou à la suite du bacille de Koch. Enfin, dans un rapport plein d'actualité, Loëffler prétend que la résorption des produits putrides issus de la vie des hôtes des cavités respiratoires ou digestives, facilite la pullulation du microbe de la diphtérie.

Il est certain que beaucoup de ces associations microbiennes nous échappent, que leur nombre ira grossissant à mesure que les procédés se perfectionneront et que les recherches se multiplieront.

Cependant, dit M. Charrin, s'il ne faut pas toujours mettre sur le compte du même microbe les accidents disparates qui peuvent changer le tableau habituel d'une maladie, il ne faut pas non plus tomber dans l'excès contraire en créant des infections secondaires en nombre indéfini et cela malgré la parole de Bacon : *ex errore citius emergit veritas quam ex confusione.* On sait, en effet, que, dans certaines conditions spéciales, des microbes non pyogènes habituellement pourront le devenir.

Un dernier point reste à fixer. D'où viennent ces microbes qui vont faire des infections secondaires ?

Pour venir du dehors, il faut qu'ils franchissent les revêtements qui mettent à l'abri de leurs atteintes nos tissus solides ou liquides, et ces revêtements ne sont pas toujours faciles à détruire. Aussi, voyons-nous le plus souvent les infections secondaires provenir de ces parties de nous-mêmes, qui, selon l'expression de Cl. Bernard, font encore partie du monde extérieur. Ce sont les appareils digestif, urinaire et respiratoire.

Il serait fastidieux d'énumérer ici les multiples espèces parasitaires qui habitent la bouche, les bronches ou l'intestin ; quant à leur mode d'action, l'atténuation, l'exagération ou la modification de leur virulence ; nous l'étudierons en détail au chapitre de la pathogénie.

Ces préliminaires posés, ces notions générales nécessaires à la compréhension de notre travail rapidement formulées, nous devons exposer ici le plan et les divisions que nous avons adoptés.

Après un court aperçu sur deux infections mixtes : le chancre mixte et la syphilis vaccinale, nous divisons notre thèse en deux parties :

1° Influence des infections surajoutées sur la syphilis et ses manifestations ;

2° Influence de la syphilis sur les infections associées.

Chacune de ces parties se subdivise elle-même en deux autres : influence favorable et influence défavorable.

Nous avons ensuite étudié, dans un chapitre spécial, la pathogénie des infections combinées dans la syphilis, et nous terminons par l'exposé de nos conclusions.

CHAPITRE II

CHANCRE MIXTE. — SYPHILIS VACCINALE

Nous serons bref sur ces infections mixtes, car l'étude en a été faite par des maîtres en syphiligraphie. En second lieu, ce sont là des infections simultanées et nous avons eu soin de faire remarquer au chapitre précédent que nous n'entendions pas nous occuper de ces associations.

Le chancre mixte est bien connu depuis les travaux de Rollet. On sait qu'il présente tout d'abord les caractères du chancre simple, inoculable au porteur à cette période, puis du chancre syphilitique s'accompagnant ensuite du cortège symptomatique banal. Ce chancre mixte, qui résulte de l'inoculation simultanée des deux virus — dans quelques cas exceptionnels, l'inoculation aurait été successive — est, à tout prendre, fort rare, et l'attention n'a pas été attirée sur les modifications que peut apporter à l'une ou à l'autre des deux infections une telle association d'éléments virulents. C'est un point d'observation à signaler.

Nous devons à M. Fournier une étude magistrale de la syphilis vaccinale. Dans cette association, différents cas peuvent se présenter qui semblent témoigner de la lutte entre les microorganismes : 1° Le vaccin pris sur un sujet syphilitique reproduit la vaccine seule et non la syphilis ;

2° la syphilis se produit seule et la vaccine avorte ; 3° la vaccine et la syphilis se produisent toutes deux.

La syphilis d'origine vaccinale débute toujours par un chancre qui apparaît au lieu d'inoculation. La vaccine et la syphilis évoluent chacune pour leur propre compte, la première, en une semaine, comme c'est la règle, la seconde, en 25 jours, durée habituelle de l'incubation syphilitique, bien que l'on ait prétendu, à tort, que cette période d'incubation se trouvait abrégée par la vaccine.

La syphilis qui résulte de cette inoculation est, en général, grave dans son évolution, ses manifestations et son pronostic.

Nous verrons plus loin que, contrairement à l'opinion de Popoff, la vaccine réveille parfois une syphilis latente et lui donne un coup de fouet, loin de la guérir, comme l'avait prétendu Jeltzinzki.

CHAPITRE III

INFLUENCE FAVORABLE DE CERTAINES INFECTIONS SUR LA
SYPHILIS ET SES DIVERSES MANIFESTATIONS

Depuis le remarquable travail de Mauriac, paru en
1873 dans la *Gazette des Hôpitaux,* les observations n'ont
pas manqué qui venaient confirmer les conclusions de ce
maître. On trouve des faits analogues dans de nombreuses
thèses publiées sous l'inspiration de M. Fournier et où,
sans conteste, est rapportée l'influence bienfaisante des
pyrexies sur la syphilis, quelquefois, sur les syphilides
cutanées ou muqueuses souvent.

Cela nous permettra d'être bref. Il est inutile, en effet,
de rapporter ce qui est écrit tout au long dans des ouvra-
ges qu'il est facile de consulter. Nous résumerons simplement les conclusions des divers auteurs ; nous repro-
duirons les observations les plus intéressantes et les plus
probantes pour que notre travail soit complet.

Plenk avait écrit, il y a bien longtemps, que toute complication fébrile de la syphilis est fatale : *Si febris inflam-
matoria, biliosa vel putrida, venereum prehendat, tunc
ille raro evadit.*

Cette assertion n'a pas tardé à perdre de sa valeur, et
l'on peut dire aujourd'hui que le contraire est bien plus
exact.

L'influence bienfaisante des affections fébriles sur les syphilides tégumentaires est admise, en effet, par nombre d'auteurs, et depuis de longues années.

Lugol écrit : « Quand une syphilide disparaît spontanément, ce n'est guère qu'à la suite d'un état morbide général, une fièvre grave, ou toute autre maladie de ce genre ».

« Les syphilides, dit aussi Rayer, alternent avec d'autres symptômes de la vérole ; en fait, elles disparaissent quelquefois momentanément à l'invasion ou pendant le cours d'une maladie grave. Sous l'influence d'une irritation intérieure, on voit une éruption qui durait depuis plusieurs mois se dissiper peu à peu et disparaître entièrement. »

Nous allons maintenant rapporter les conclusions de M. Mauriac. Il est bien entendu qu'elles s'appliquent surtout à l'action de l'érysipèle ; mais les observations qui vont suivre nous permettent de les généraliser.

« 1° Dans les cas de syphilis où les accidents consécutifs cutanés et muqueux ne sont pas compliqués de malignité et de cachexie, un érysipèle *avec réaction fébrile* doit être considéré comme un événement favorable.

» 2° Sous la double influence de la réaction générale fébrile et de la phlogose locale qui caractérisent cette maladie aiguë, les accidents syphilitiques cutanés et muqueux se résolvent ou s'améliorent avec rapidité.

» 3° Cette influence curative de l'érysipèle s'exerce simultanément sur toutes les lésions, quelle que soit leur distance du foyer où s'accomplit le processus local de la maladie fébrile.

» 4° Il faut distinguer dans la vertu curative de l'érysipèle deux modes d'action qui correspondent aux deux processus dont l'association constitue l'érysipèle fébrile vrai : un mode d'action local substitutif et *un mode d'ac-*

tion général, qui rétablit dans les conditions d'un fonctionnement régulier la plasticité organique viciée par la syphilis.

» 5° *L'influence curative de l'érysipèle ne se produit pas seulement sur les accidents syphilitiques locaux; l'état général plus ou moins compromis par les atteintes de la syphilis s'améliore avec une rapidité remarquable.*

» 6° L'influence préventive de l'érysipèle sur les poussées ultérieures de la syphilis ne peut pas être comparée à son action curative sur les accidents existant au moment de son invasion. Quelques jours après la guérison, de nouvelles manifestations peuvent se reproduire, mais avec moins d'intensité qu'auparavant.

» 7° L'action curative de l'érysipèle dans le phagédénisme, provient des modifications locales que la phlogose fait subir au travail ulcératif et à la nutrition des parties qui en sont atteintes. C'est un phénomène de substitution.

» 8° *D'autres maladies aiguës, inflammatoires ou pyrétiques, peuvent avoir sur les accidents syphilitiques une action curative analogue à celle de l'érysipèle.* »

Nous allons nous borner maintenant à confirmer ces conclusions par des observations où l'agent curateur ou modificateur aura été une maladie aiguë différente.

OBSERVATION PREMIÈRE

(Mauriac)

Action d'un érysipèle

Au mois d'août 1872, entre à l'hôpital du Midi, M. R..., coiffeur, âgé de 27 ans, atteint d'accidents syphilitiques secondaires : roséole maculeuse sur le tronc et la face, papules disséminées, maux de gorge, alopécie.

Il existait sur les lèvres et dans la bouche une éruption extrêmement confluente de plaques muqueuses, dont le début remontait à deux mois. Ces plaques muqueuses étaient en pleine activité et avaient déterminé dans le tissu cellulaire sous-cutané et sous-muqueux des lèvres, une sorte d'œdème dur, plastique, accompagné d'une énorme tuméfaction indolente. Une première cautérisation énergique fut faite le 7 août et renouvelée le 8. Dans la soirée, une fièvre se déclara et, le lendemain, toute la face était envahie par un érysipèle accompagné d'un gonflement très volumineux des joues, des lèvres, du nez et des paupières. On suspendit tout traitement.

La fièvre persista avec intensité et sans interruption pendant cinq ou six jours, puis la défervescence se produisit régulièrement et la résolution du gonflement érysipélateux se fit avec rapidité, la convalescence fut franche et la santé du malade bien meilleure qu'auparavant.

Mais ce qu'il y a de curieux dans ce fait, c'est que l'érysipèle emporta avec lui et fit disparaître, comme par enchantement, dans l'espace de quatre ou cinq jours, toutes les plaques muqueuses des lèvres et de l'isthme du gosier. L'hypertrophie hyperplasique des lèvres diminua et se fondit à vue d'œil, les macules et les papules ne présentèrent bientôt plus que des taches imperceptibles.

Nous pourrions ajouter de nombreuses observations semblables à celle-ci, nous pensons que ce serait là un travail absolument inutile.

Observation II

(*In* Thèse de Garrigue)

Pneumonie

Chez un homme de 22 ans, une pneumonie régulière fit disparaître en quelques jours une syphilide précoce siégeant au front et sur les parties latérales du nez.

M. Diday, chez un sujet atteint de chancre infectant, qui eut à cette période une pneumonie, vit manquer les accidents secondaires. Observé pendant près de deux ans, ce malade ne présenta pas de lésions de cette nature.

M. Portalier cite un cas analogue où l'influence bienfaisante de la pneumonie fut très nette, elle arrêta l'évolution d'un chancre phagédénique et retarda l'apparition des accidents secondaires.

OBSERVATION III
(Petrowski)
Fièvre typhoïde

A Mulhouse, en 1881, cet auteur constata chez un soldat, à la suite de la fièvre typhoïde, la disparition en 24 heures d'une roséole.

OBSERVATION IV
(Petrowski)
Fièvre typhoïde

En 1879, il a observé la guérison rapide de syphilides cutanées à la suite d'une fièvre typhoïde.

OBSERVATION V

Dans la *Revue de syphiligraphie* de 1888, on lit le cas intéressant où une fièvre typhoïde a retardé l'apparition d'un chancre infectant jusqu'au soixante-cinquième jour après le coït.

A citer aussi une observation de Wractsh où une fièvre typhoïde guérit une adénopathie syphilitique, et depuis laquelle on n'observa plus de lésions spécifiques.

De Sinéty rapporte un cas analogue.

OBSERVATION VI
(Mauriac)
Rhumatisme articulaire aigu

Un homme de 24 ans, guéri en 1871 d'un chancre syphilitique, eut en 1873 un rhumatisme aigu généralisé avec fièvre violente, qui produisit du côté des principales articulations tous les phénomènes habituels. Les deux mains furent, pendant quatre ou cinq jours, très tuméfiées, rouges et très douloureuses. Au bout de huit jours, les phénomènes s'amendèrent. Or, on constata la guérison d'un psoriasis syphilitique, affection extrêmement tenace et rebelle à toute médication.

Au bout de cinq à six jours, les plaques et les débris de l'épiderme malades étaient tombés, le derme sous-jacent était sain et le nouvel épiderme était absolument normal.

M. Jourjon relate un cas identique. Chez un individu qui présentait trois ulcérations syphilitiques sur les fesses et les cuisses au moment de l'invasion d'un rhumatisme, sans qu'aucun traitement fût institué, on vit disparaître ces ulcérations en huit jours, sous la seule influence de la maladie fébrile.

OBSERVATION VII

(Petrowski)
Variole

Un homme robuste, âgé de 30 ans, présente une induration spécifique de tout le prépuce avec balanite, des condylomes plats, des plaques muqueuses, une syphilide papuleuse et des noyaux syphilitiques du volume d'un pois au niveau de la peau. Une variole se déclare, et au moment de la desquamation, il ne restait plus trace d'accidents spécifiques. Le malade suivi longtemps ne présenta plus de lésions spécifiques.

OBSERVATION VIII

(In *The Lancet*)
Variole

Au fur et à mesure, dit Gore, que l'éruption s'établissait, il était curieux de voir le psoriasis syphilitique rétrocéder, comme s'il laissait la place à son formidable rival.

Garrigue, dans sa thèse, publie un cas analogue.

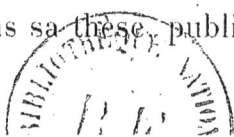

Observation IX

(In thèse de Baudouin, 1889, Paris)

Furoncle

Un homme présentait une roséole très intense formée de papules saillantes presque confluentes, absolument généralisées ; toute la surface cutanée en était criblée, sauf en un point de l'abdomen, où une plaque large comme une pièce de cinq francs était respectée. Au centre de celle-ci, s'était développé un furoncle autour duquel s'était produite une véritable zone d'isolement.

Diday rapporte également le fait suivant :

Chez un malade, sypbilitique depuis un an et atteint d'une syphilide squameuse et de plaques muqueuses de la langue, il survint en trois mois sept ou huit attaques de furoncles avec fièvre. Chaque poussée produisit une amélioration notable et rapide dans les accidents spécifiques qui furent ainsi guéris en même temps que le dernier furoncle, sans traitement hydrargyrique ni ioduré.

Enfin, d'autres faits, qu'il est inutile d'ajouter à cette trop longue énumération, concernent des guérisons de syphilides à la suite de scarlatine, d'angine, etc. C'est, en effet, une notion d'ordre général qu'une maladie intercurrente modifie les syphilides et nous tenons de notre maître, M. le professeur-agrégé Raymond, que E. Vidal insistait sur ce fait, chaque fois qu'il le constatait. La question pourrait même être élargie et nous savons que dans certaines dermatoses la même influence peut s'exercer. Bornons-nous à citer comme exemple le psoriasis, qui est influencé par la syphilis comme il l'influence. Mais cela nous éloignerait de notre sujet.

En présence des résultats obtenus par la seule nature, il était logique de tirer des conséquences thérapeutiques.

MM. Jourjon et Garrigue n'y ont pas manqué, et voici ce que dit ce dernier : « Dans les cas de syphilis rebelle, alors que le mercure ne produit aucun résultat, l'arrivée d'une variole décide de la guérison. Quant à moi, je n'hésiterais pas à proposer à un de ces malades réfractaires au traitement l'inoculation de la variole, et, en cela, je suis d'accord avec mon savant maître, M. Hardy ».

Reste à savoir si le malade serait d'accord avec M. Garrigue, ce qui nous paraît douteux.

Plus récemment, M. Petrini, de Galatz, proposait d'injecter aux syphilitiques des substances pyrétogènes. C'est là un moyen, non seulement illusoire, mais aussi dangereux. Illusoire, parce que ce nous paraît être une erreur que d'attribuer à l'élévation de température *seule* ce qui revient manifestement à l'infection et à l'action exercée sur le virus syphilitique par les toxines des microbes surajoutés, comme l'expliquent d'Emmerich et Scholl, dans leurs travaux sur l'érysipèle curateur de la syphilis.

Ce serait un moyen dangereux, parce que, comme le dit M. Mauriac, même en pouvant mesurer, doser, graduer les agents qui constituent nos principaux médicaments, nous ne pourrons pas être maîtres de la maladie, la maintenir dans les limites d'une action pathologique exclusivement salutaire.

Notre conclusion — à l'heure actuelle, tout au moins — sera donc celle de Mauriac : « Félicitons-nous de voir survenir une pyrexie dans certaines conditions morbides qu'elle peut modifier favorablement, et efforçons-nous d'en faire un événement heureux en la maintenant dans les bornes d'une réaction franche et salutaire ! »

Bien entendu, c'est là une conclusion provisoire, mais qui doit être la règle pour le clinicien, tant que, des travaux de bactériologie, n'est pas sorti le traitement rationnel par excellence et qu'il nous est permis d'espérer.

Voilà donc un premier point définitivement acquis. L'agent infectieux de la syphilis, cantonné sur les téguments ou agissant sur ces derniers par ses toxines (roséole) ne peut supporter la concurrence d'une autre bactérie pathogène. Il s'efface devant elle et la manifestation objective qui en dépendait ne tarde pas à disparaître. Dans ces infections combinées, la syphilis avorte, retarde, ou surtout disparaît.

Il serait intéressant de savoir si les syphilides des organes sont influencées comme celles de la peau par ces bactéries associées, et si le malade peut retirer quelque bénéfice de la lutte qui s'établit alors. C'est un point que nous ne pouvons résoudre, les observations n'ayant pas été dirigées dans ce sens.

Enfin, l'action favorable d'une infection surajoutée sur la syphilis considérée, non plus comme dermatose, mais comme maladie générale ne fait pas de doute. Les faits nombreux où les accidents spécifiques ont disparu pour longtemps, où parfois même ils n'ont plus reparu (Diday, de Sinéty, etc.), en sont la preuve et confirment l'opinion de Mauriac mentionnée plus haut :

« L'influence curative de l'érysipèle ne se produit pas seulement sur les accidents syphilitiques locaux ; l'état général plus ou moins compromis par les atteintes de la syphilis, s'améliore rapidement. »

CHAPITRE IV

INFLUENCE DÉFAVORABLE DE CERTAINES INFECTIONS SUR LA
SYPHILIS ET SES MANIFESTATIONS

Nous avons vu, au chapitre précédent, que dans nombre
de cas une infection surajoutée à la syphilis avait une action
bienfaisante sur cette dernière. Mais il n'en est pas toujours
ainsi et nous allons voir maintenant que le pronostic de la
syphilis est souvent aggravé par suite de la coexistence
d'une autre infection. Et, chose étrange, nous constaterons
dans le cours de cette étude, que tel microbe, le streptocoque, par exemple, qui avait heureusement influencé la
syphilis en provoquant un érysipèle, va produire de redoutables angines diphtéroïdes, ou des chancres phagédéni-
ques à évolution maligne.

Il est difficile à l'heure actuelle d'expliquer ces contra-
dictions. Faut-il voir là une question de terrain ; de période
syphilitique ? Y aurait-il, ce qui est à peu près démontré,
diverses espèces de streptocoques ?

Nous en sommes encore réduits aux hypothèses, aussi
nous garderons-nous de conclure ; nous nous bornerons
à apporter des faits, l'avenir se chargera, sans doute, de
les expliquer.

I° *Influence du typhus sur la syphilis*

L'une des plus malignes et des plus anciennement connues parmi les infections combinées à la syphilis est celle du typhus, comme le rapportent dans leurs écrits les médecins du XVe siècle. Pendant les guerres du premier empire, notamment en 1806-1807, au dire d'Hecker, la syphilis, grâce à cette coexistence prit la forme épidémique et fut d'ailleurs particulièrement grave.

Ce sont là des faits exceptionnels, ayant, sans doute, bien mérité leur triste célébrité, mais que l'on ne rencontre guère dans la pratique.

II° *Influence des agents pyogènes sur la syphilis*
Strepto-syphilis

Il en est tout autrement de l'association au virus syphilitique des streptocoques, staphylocoques et colibacilles que l'on trouve à chaque pas dans certaines manifestations syphilitiques.

A propos du chancre de l'amygdale et de la syphilis grave qui le suit, par exemple, cette influence néfaste, bien que non admise par tous les auteurs, est acceptée par MM. Fournier et Landouzy et confirmée par M. Duncan Bulkley. Dans un récent article de la *Presse Médicale* (1) notre maître, M. Raymond, envisageant la gravité de certaines syphilis et de celle-là en particulier, disait : « Quelle est la raison de pareils faits ? N'est-il pas logique de la chercher dans une association microbienne ? Les nombreux microorganismes qui vivent sur l'amyg-

_____

(1) *Presse méd.*, mai 1898.

dale et qui n'attendent que le développement du chancre pour pulluler, exaltent-ils la virulence de l'agent syphilitique, comme ils le font pour la diphtérie par exemple ? Viennent-ils annihiler les moyens de la défense de l'organisme ? Ce sont là, conclut-il, questions à discuter, mais le fait n'en est pas moins réel ».

Les faits que nous allons rapporter, les considérations qui vont suivre, n'ont d'autre but que de confirmer l'opinion de M. Raymond, et, partant, de rendre plus facile la discussion de la question posée.

Nous étudierons d'abord la malignité du chancre intrabuccal et de la syphilis qui le suit ; nous dirons un mot des angines diphtéroïdes dont la pathogénie commence à être bien connue depuis les heureux résultats de ces dernières années ; enfin, nous rapporterons quelques faits où des manifestations syphilitiques extra-buccales furent aggravées par l'addition des microbes de la suppuration.

Voici ce que dit M. Mauriac au sujet du chancre de l'amygdale :

« J'ai vu ce néoplasme primitif de l'amygdale devenir, dans un cas, pultacé et phagédénique et s'accompagner des troubles fonctionnels de l'angine la plus aiguë et la plus douloureuse. On apercevait, entre les deux piliers, une large surface d'un rouge foncé, anfractueuse, recouverte de lambeaux sphacélés exhalant une odeur gangréneuse. »

Le tableau qu'en a tracé M. Dieulafoy n'est pas moins sombre, il suffit de relire à ce sujet l'article publié par lui dans la *Semaine médicale* de 1895.

« Il n'est pas très rare de constater, dit-il, à la surface d'un chancre infectant, une fausse membrane épaisse, grisâtre, adhérente, très analogue à l'exsudat diphtérique. Sa confusion avec l'angine diphtérique peut être commise d'autant mieux que le début de ces angines de la syphilis s'accompagne d'engorgement des ganglions sous-maxillaires et de symptômes généraux parfois très marqués ».

M. le professeur Fournier insiste, lui aussi, sur ce mode d'évolution insolite du chancre amygdalien.

« Il s'accompagne, dit-il, d'accidents fébriles d'un ensemble de symptômes morbides constituant un petit orage infectieux, frissons, fièvre, inappétence. Or, le chancre infectant est, par essence, un accident aphlegmasique, apyrétique, n'attirant même pas quelquefois l'attention des malades ».

Ce chancre développe-t-il de tels symptômes parce qu'il a l'amygdale pour siège ? Rien n'autorise cette supposition. Avec beaucoup plus de vraisemblance, se présente une autre hypothèse, celle qui attribue les symptômes en question à des infections secondaires, infections se greffant sur le chancre, pénétrant dans l'économie par la voie ouverte du chancre et y développant leurs symptômes propres. Rien d'étonnant, en effet, à ce que dans la bouche se produisent des infections de cet ordre. N'est-elle pas, selon l'heureuse expression de M. Fournier, « un véritable aquarium » peuplé d'une foule de microbes. Il en est de même pour l'amygdale, dont la surface anfractueuse, les cryptes, la position même, constituent de véritables « chambres de cultures » où les microbes trouvent réunies toutes les conditions favorables à leur développement.

Mais si le chancre de l'amygdale peut donner naissance à l'angine diphtéroïde, celle-ci fait plutôt partie des accidents secondaires. Davasse et Deville (1) s'expriment ainsi : « Nous avons observé trois fois une disposition

(1) *Archiv. génér. de méd.*, 1845.

assez particulière des plaques muqueuses se couvrant d'une exsudation grisâtre ou jaunâtre, ferme, compacte, adhérente, ressemblant en tout aux couches de la diphtérite ». Bassereau (1), Martellière (2), Grisolle (3), Follin (4), Bazin (5), Lasègue (6), Cornil (7), étudient tour à tour et à un point de vue particulier cette complication redoutable.

M. Fournier propose le qualificatif de « diphtéroïdes » pour éviter la confusion. Lorsqu'il traite des syphilides gutturales, il décrit leur aspect gris cendré, blanchâtre, opalin, leur confluence parfois telle qu'elles peuvent recouvrir les amygdales et les piliers, le retentissement ganglionnaire qui les accompagne fréquemment et les troubles de l'ouïe qu'elles provoquent parfois.

Hutchinson (8) leur consacre aussi une excellente étude. Barthélemy et Balzer donnent une bonne description de la syphilide diphtéroïde : « Dans quelques cas, disent-ils, la confluence est telle que les amygdales, les piliers, la luette et la plus grande partie du voile du palais se trouvent complètement tapissés par une nappe grisâtre ou blanchâtre de syphilides secondaires, c'est alors que celles-ci méritent bien d'être qualifiées de diphtéroïdes » (9).

Mauriac dit : « L'haleine devient fétide, le sinus où se

(1) *Traité des affections de la peau symptomatique de la syphilis.*

(2) *De l'angine syphilitique.* Th. Paris, 1854.

(3) *Traité de Pathologie interne,* II.

(4) *Traité de Pathologie interne,* III.

(5) *Leçons théoriques et cliniques sur la syphilis et les syphilides.*

(6) *Traité des angines.*

(7) *Leçons sur la syphilis.*

(8) Mahlon Hutchinson — *Journal of cut. and génito-urin. dis.,* anno 1887.

(9) Barthélemy et Balzer. Art : *Syphilis* du Diction. de méd. et de chirurg. pratique.

cachent les amygdales agrandi par la tuméfaction des piliers ressemble parfois à une ulcération profonde ; enfin, les deux côtés du cou, au niveau du maxillaire inférieur, deviennent durs et œdémateux comme dans les angines malignes (1).

Il était incontestable que ces diverses manifestations n'étaient pas purement syphilitiques, mais jusqu'en 1892 on était réduit pour les expliquer à diverses hypothèses plus ou moins vraisemblables. L'accord n'était pas fait entre les anatomo-pathologistes et les syphiligraphes lorsque Bourges, dans un article de la *Gazette hebdomadaire de médecine et de chirurgie,* conseilla la recherche du bacille.

Le 27 janvier 1894, Bourges et Hudelo firent une communication à la Société de biologie. Ils s'étaient demandé si la formation pseudo-membraneuse dans les syphilides diphtéroïdes était subordonnée à la présence constante et à la prédominance évidente d'un microbe toujours identique. A cet effet, ils avaient recherché les bactéries dans les membranes ; voici leurs résultats : Dans un premier cas d'angine diphtéroïde secondaire, ils ont trouvé le bactérium coli, deux sortes de cocci non classés, nettement pathogènes et pyogènes, comme le démontra l'inoculation au lapin.

Dans un deuxième cas de chancre amygdalien, ils ont cultivé : 1° des colonies typiques de streptococcus pyogenes ; 2° de staphylococcus aureus ; 3° de staphylococcus albus ; 4° de gros cocci ayant cinq fois le diamètre de l'aureus, ne liquéfiant pas la gélatine, non pathogènes. Dans un troisième cas, ils obtinrent : 1° le bacterium coli ; 2° un bacille analogue mais différent par ses caractères de

(1) Mauriac, *Maladies vénériennes,* p. 622.

culture ; 3° un bacille très-polymorphe, bâtonnets plus ou moins longs souvent renflés en massue ; 4° des cocci ne liquéfiant pas la gélatine. Battier (1), dans un cas, a isolé des staphylocoques.

En résumé, il résulte de ces recherches qu'il ne s'agit en aucun cas d'un microbe spécial. Il y a donc bien associations microbiennes, infections combinées et l'opinion de M. Raymond, basée sur des faits indiscutables, mérite d'être prise en considération. Il se pourrait, comme il le pense, que nous trouvions dans ces associations l'explication de la malignité des syphilides et de la syphilis d'origine amygdalienne reconnue par tous les auteurs. Il existe dans la science un fait qui plaide en faveur de cette conception. C'est celui de Pasteur, qui, ayant inoculé de la salive rabique, développa, non la rage, mais une septicémie foudroyante, grâce à un microbe buccal coexistant dans la salive avec le virus rabique.

M. Fournier, qui a bien montré la malignité de ces syphilis dont la première manifestation fut un chancre extra-génital, a fourni, certes, d'excellents motifs pour expliquer cette gravité, mais il n'a pas osé faire intervenir comme une règle cette intoxication de tous les instants, résultat de l'association microbienne, dont les dangereux effets viennent s'ajouter à ceux déjà produits par la pénétration du virus syphilitique.

Nous irons jusque là.

L'opinion qui prête à une telle association microbienne une influence aggravante sur la syphilis est d'ailleurs partagée par différents syphiligraphes étrangers.

M. Nobl présentait, en 1894, à la Société de Dermatologie de Vienne un malade atteint de syphilis maligne et

---

(1) Battier, Th. Paris, 1897.

pour expliquer les accidents il faisait intervenir une infection mixte par des agents pyogènes. Interpellé pour savoir
s'il attribuait à ces microorganismes la malignité de ce
cas, le professeur Long répondit affirmativement, tout
en tenant compte de l'alcoolisme et des mauvaises conditions hygiéniques.

De même, au Congrès de Dermatologie de Londres,
M. Haslund, de Copenhague, rapporteur de la question :
« syphilis malignes », envisageait ces infections mixtes.
« Avec le développement de l'ulcération du tissu, disait-il,
il se produit tout naturellement une infection mixte de
staphylocoques, c'est une complication du processus ulcéreux. Dans les formes héréditaires graves et qui souvent
sont accompagnées de suppuration, on rencontre des infections streptococciques ».

M. Tarnowsky, de Saint-Pétersbourg, co-rapporteur,
faisait la part plus large encore à l'infection « pyo-syphili-
tique », pour nous servir de son expression. Voici d'ailleurs,
un extrait de sa communication : « La syphilis prend un
cours grave et spécial par le fait d'une infection simultanée de l'organisme par la syphilis et les éléments pyogènes.

» Les staphylocoques pyogenes albus et aureus accom-
pagnés quelquefois d'un genre spécial de bacilles trouvent
chez certains sujets un terrain propice qu'ils envahissent,
et s'y développent en même temps que la syphilis, ces
éléments compliquent le chancre induré de phagédénisme,
occasionnent une inflammation purulente des glandes voi-
sines du chancre et amènent sous la peau des poussées
consécutives de boutons ou nœuds pyo-syphilitiques.

» La somme de l'effet toxique d'une infection mixte pyo-
syphilitique influe sur le cours de la maladie et lui communique, surtout dans les périodes primaire et secondaire,

une plus grande acuité. Mais elle n'implique pas le développement de la période gommeuse. » Qu'il nous soit permis d'ajouter à la suite des conclusions de ces maîtres
que, contrairement à ce que pense M. Gémy, d'Alger, la
syphilis chez les Arabes non alcooliques ne tirerait pas
sa malignité de ce qu'elle a été prise à une source non
mercurialisée, mais de ce qu'elle évolue concuremment
avec des microbes pathogènes vivant en grand nombre
chez ces individus, qu'une mauvaise hygiène a prédisposés
aux infections multiples.

Battier pense, en effet, que les soins hygiéniques de la
bouche peuvent éviter le développement des graves manifestations que nous venons d'envisager et nous avons,
nous-même, observé deux cas de chancre amygdalien qui
évoluèrent chez des étudiants en médecine sans grands
dégâts, grâce peut-être aux soins de minutieuse propreté
employés avant et pendant l'infection.

Il nous reste à envisager certains phénomènes morbides plus graves encore que ceux déjà passés en revue. Il
s'agit des cas où l'association du streptocoque à l'agent
pathogène de la syphilis, dans une manifestation intra-
buccale, chancre ou syphilide, a déterminé la septicémie
suraiguë. Nous donnons, plus bas, une observation pro-
bante de notre maître M. Raymond.

Kassowitz, Netter, Tissier, ont aussi rapporté quelques
faits analogues. Si nous jetons un coup d'œil d'ensemble
sur les différentes modalités symptomatiques qu'un même
agent pathogène, le streptocoque, peut produire suivant
son degré de virulence et la résistance de l'individu, nous
voyons qu'à côté de phénomènes subaigus, il en produit
d'autres plus bruyants, quelques-uns effrayants par leur
intensité. En tous cas, sa présence, ici, aggrave les mani-

festations syphilitiques, assombrit le pronostic, le rend même quelquefois fatal.

« Le streptocoque offre, du reste, de nombreux exemples de ces associations, dans lesquelles il acquiert une plus grande puissance pathogène, tout en exaltant la virulence du microbe auquel il est adjoint. »

Dans la diphtérie, par exemple, cette association est, au dire de nombreux auteurs (Roux, Barbier, Méry), particulièrement grave et, comme dans la syphilis, on distingue deux types de strepto-diphtérie : un type foudroyant, tuant en quelques heures ; un type à évolution plus lente, où les complications propres au streptocoque ont le temps de se manifester.

Vincent (1) a attiré l'attention sur la symbiose du streptocoque et du bacille d'Eberth ; il a décrit des formes streptotyphiques dont les caractères seraient : un sopor fréquent, une rapidité du pouls très accentuée, une tendance marquée de la courbe de température à des chutes profondes, une disposition spéciale aux hémorragies. Des accidents de septicémie ont été notés dans ces cas par Wassermann.

De ce rapide parallèle, ne serions-nous pas en droit de conclure que parmi les associations pathogènes du streptocoque, à côté de la streptodiphtérie et de la streptotyphoïde, il serait juste de classer la streptosyphilis ?

En résumé, ainsi que le prouvent les observations consignées ci-après :

Il existe dans les manifestations syphilitiques intra-buccales des infections associées.

Les agents pathogènes de ces infections sont le streptocoque, le staphylocoque et le colibacille.

_____

(1) Société de Biologie, 2 juillet 1892.

La syphilis en elle-même, et les syphilides, en particulier, où interviennent ces associations microbiennes
sont modifiées dans leur évolution et leur pronostic :

1° Dans leur évolution, qui, loin d'être apyrétique,
s'accompagne d'une fièvre intense, d'une vive réaction,
pouvant simuler une angine diphtérique, récidivant avec
facilité et pouvant résister à tous les traitements avec une
ténacité remarquable ;

2° Dans leur pronostic, parce que la syphilis aura, la
plupart du temps, un caractère de malignité particulier.

Ainsi s'explique l'observation de Van Swieten : ·

*Quæ omnium maximè periculosa est, si lascivientes
juvenes calida figant basia mulieribus, quæ ulcera venerea
in ore habent, linguis micantibus.*

Observation Première.

(Relatée par le docteur Legendre, dans un mémoire de 1884, à propos d'un
chancre amygdalien ayant simulé une angine diphtérique).

Lorsque cet homme se présenta à l'hôpital, il avait *très mauvaise
mine,* ses traits étaient tirés, son teint jaunâtre, il accusait une
fatigue extrême, un malaise indéfinissable ; il ne pouvait se tenir
debout sans éprouver du vertige et s'était traîné péniblement jusqu'à
l'hôpital. Il se trouvait dans ce mauvais état général depuis une
douzaine de jours, ayant complètement perdu l'appétit, ressentant
quelques frissons erratiques, son pouls était à 100, et sa température à 38·.

Observation II

(Mauriac. — *Leçons sur les maladies vénériennes*)
Pharyngopathie secondaire grave.

Un jeune homme très bien portant contracta un chancre infectant
des organes génitaux qui apparut vers le commencement de février
et guérit sans laisser de cicatrice. Les premières manifestations, sur-

venues cinq ou six semaines après, furent remarquables par leur localisation exclusive. La peau a été dès le début et est toujours restée nette. Les piliers, le voile, les amygdales furent tout d'abord couverts de plaques opalines, confluentes, qui *persistèrent malgré les cautérisations et un traitement mercuriel énergique.* Au bout de deux mois, quelques-unes de ces plaques deviennent érosives, diphtéroïdes et douloureuses. Cette pharyngopathie s'aggrava rapidement et, vers les premiers jours de mai, elle était manifestement ulcéreuse sur plusieurs points. Déglutition extrêmement douloureuse, impossibilité d'avaler d'autres aliments que des potages ou des substances réduites en bouillie. Déchiquetures des piliers et du bord du voile. Rougeur, tuméfaction, érosion des amygdales ; sur toutes ces parties, concrétions opalines ou diphtéroïdes.

La langue, vers son tiers postérieur, s'ulcéra profondément dans le sens transversal ce qui apporta un trouble encore plus considérable aux fonctions de la déglutition. Elle était creusée d'un fossé déchiqueté, tortueux, à bords taillés à pic, qui s'étendait d'un côté à l'autre.

Traitement mixte, applications topiques, bonne hygiène, rien ne fut négligé pour guérir cette pharyngopathie qui resta pendant *trois mois* réfractaire à tous les moyens thérapeutiques dirigés contre elle. Guérison à la fin de juin.

Observation III

(Mauriac, *loc. cit.*)

X..., 21 ans, entre le 12 avril. Chancre ulcéreux du méat 14 mois auparavant. Première poussée d'accidents consécutifs. Vers le milieu de mars, mal de gorge vif, douloureux, empêchant la déglutition. Le 16 avril : voix nasonnée et gutturale, toux, chatouillement laryngien ; fièvre le soir, insomnie, salivation et sputations continuelles ; *amaigrissement*, pâleur — habituellement il se porte bien — rougeur et épaississement de la partie inférieure du voile et de la luette. Ulcération pultacée occupant tout le bord libre du voile à gauche, depuis la base de la luette jusque sur le pilier antérieur correspondant et gagnant de là une vaste ulcération qui s'étalait sur toute la paroi postérieure du pharynx. Adénopathie, otalgie. Le malade guérit assez rapidement.

Observation IV

(Résumée)

In thèse de Hauttement, 1888, Paris.

Alfred G..., 18 ans, sellier. Chancre induré du prépuce à la fin de novembre 1897.

Traitement mercuriel. Vers la fin de janvier, le malade; qui n'est pas sujet aux angines, fut pris de douleurs violentes dans la gorge, exaspérées par les efforts de voix, de déglutition, accompagnées de phénomènes généraux très marqués.

Sous l'influence du repos au lit et de quelques gargarismes, ces accidents perdirent leur acuité et le malade put reprendre son travail. Mais la guérison n'était pas complète et les douleurs revenaient violentes. Le 20 février, G... ressent des douleurs plus cuisantes que la première fois, avec otalgie et adénopathie.

A l'examen on voit, comme dans les observations précédentes, une couenne diphtéroïde tapissant le pharynx, le voile et les amygdales. Roséole papuleuse concomitante. Traitement mercuriel, gargarismes, cautérisations, etc...

Le 20 mars, l'état est à peu près bon.

Le 23 mars, reprise des douleurs dans la gorge, reproduction des fausses membranes, reprise du traitement.

Le 29 mars, amélioration considérable, le malade sort.

Le 12 avril, les accidents reparaissent encore.

Le malade n'a pas été suivi davantage.

Observation V

(Due à l'obligeance de M. le professeur-agrégé Raymond)

X..., 40 ans, maçon, se présente à la consultation de l'Hôtel-Dieu avec une ulcération de l'amygdale que l'on diagnostique chancre syphilitique.

Le malade est soumis au traitement spécifique, auquel on ajoute une médication tonique en raison des symptômes d'anémie que l'on observe. Non seulement le chancre ne tend pas vers la cicatrisation, mais il creuse et s'étend malgré les pulvérisations antiseptiques, les

attouchements à la solution de Lugol, de glycérine phéniquée, etc...
Constatation du streptocoque dans les produits d'exsudation chan-
creuse.

En six semaines, la loge amygdalienne est détruite, le voile du
palais, les piliers sont envahis ou détruits. Le malade est reçu dans
un service de chirurgie, où, malgré les cautérisations, malgré un
traitement intensif, tonique et reconstituant, les phénomènes s'aggravent encore ; la lésion gagne la paroi postérieure du pharynx, et
deux mois et demi après le début du chancre, on est en présence
d'une vaste ulcération occupant près de la moitié de la gorge. Retentissement sur l'état général : amaigrissement, fièvre, perte de forces.
Le malade quitte l'hôpital pour retourner dans son pays, où il finit
par succomber.

La roséole avait été à peine accusée, il n'y avait pas d'autres syphilides. Aucune raison ne put être invoquée pour expliquer ce phagédénisme et l'extrême gravité de l'infection syphilitique chez ce
malade.

OBSERVATION VI

(Due à l'obligeance de M. le professeur-agrégé Raymond).

Plaques muqueuses diphtéroïdes de la gorge. — Syphilis grave.

Il s'agit d'un homme de 30 ans, atteint de syphilis de moyenne
intensité. Des plaques muqueuses surviennent dans la cavité buccale, où elles ne tardent pas à devenir diphtéroïdes.

Le médecin traitant, ne parvenant pas à les faire disparaître et
voyant s'aggraver l'état général, adresse le malade à M. Raymond.
Le voile du palais, la luette, les amygdales sont recouvertes de syphilides érosives, avec un enduit blanc grisâtre, simulant une angine
diphtérique. Haleine fétide, état général mauvais, amaigrissement,
perte de forces, fièvre vespérale, anémie profonde, tous phénomènes
ne datant que du jour où les plaques muqueuses se compliquèrent
d'exsudats diphtéroïdes.

Après un traitement antiseptique énergique et qui dut être prolongé, ayant consisté en pulvérisations, quatre fois par jour avec la
solution de sublimé à 1/500, des attouchements au jus de citron, etc.,
les plaques disparurent, et, fait intéressant, l'état général se releva.
L'examen bactériologique ne fut pas pratiqué.

OBSERVATION VII

Cas rapporté par M. Gastou, le 8 décembre 1898, à la Société de dermatologie.

M. Gastou présente la partie cervicale d'une colonne vertébrale dont les corps sont profondément érodés sans que les enveloppés de la moelle aient été atteintes. Cette pièce vient d'une malade qui a perdu successivement le nez, le voile du palais, la voûte palatine et dont le pharynx s'est pris ensuite ; il a été détruit dans toutes ses parois, et une énorme excavation s'est creusée jusque dans les corps vertébraux. L'enfant est morte de bacillose intercurrente.

Le diagnostic de M. Gastou était : syphilis héréditaire. Phagédé-gisme guttural térébrant primitif.

OBSERVATION VIII

(Personnelle)

Recueillie dans le service de M. le docteur Pison, à Douera

Ahmed... tirailleur, en détachement à Douera, se présente à l'hô-pital avec le diagnostic « d'angine pultacée ». Le fond de la gorge est tapissé de lambeaux membraniformes jaunes verdâtres, exha-lant une odeur fétide. Adénopathie très intense. Phénomènes géné-raux très marqués. Température 39° 5. Abattement considérable.

Le lendemain, malgré les gargarismes et les cautérisations, on distingue sous les membranes enlevées une ulcération de la dimen-sion d'une pièce de un franc, saignante, à bords déchiquetés.

Le surlendemain, l'ulcération s'était étendue en surface et en profondeur. L'amygdale droite était creusée, anfractueuse, la luette érodée d'une façon très visible et les symptômes généraux s'aggra-vaient. Le malade avait une diarrhée intense.

Après un examen approfondi, M. le docteur Pison pense à la pos-sibilité d'un chancre syphilitique et nous prie d'interroger le malade en ce sens. La réponse fut positive. Ce mal de gorge était survenu trois semaines environ après un rapprochement sexuel anormal entre le malade et un autre tirailleur qui avait, dit le malade, des taches rouges sur la peau. Le traitement mercuriel fut aussitôt institué avec, pour complément, des gargarismes, des cautérisations, et la guérison eut lieu après une quinzaine de jours. Les phénomènes généraux cédèrent le deuxième jour, mais le chancre continua quelque temps encore son évolution, et lorsque le malade sortit, sa luette avait été complètement rongée.

Une inoculation au bras du malade des produits du chancre, provoqua l'apparition d'un gros furoncle.

Pas d'examen bactériologique.

III. — *Influence de la blennorrhagie sur la syphilis et les syphilides*

Nous venons d'étudier les effets redoutables que produit en certains cas — notamment dans le chancre amygdalien et l'angine diphtéroïde — l'association au virus syphilitique du streptocoque, staphylocoque ou colibacille.

Il est une autre association moins étudiée, quoique plus fréquente, c'est celle du gonocoque et de la syphilis.

Les cas n'en sont pas rares, ils « courent les rues » et le vulgaire a même défini, par une locution de jeu, la redoutable combinaison de ces deux infections.

Les observations ne manquaient donc pas, mais nous avons fait un choix méticuleux, laissant de côté tous les cas où la syphilis pouvait être aggravée par un autre facteur que la blennorrhagie concomitante.

C'est ainsi, pour prendre un exemple, que nous avons éliminé tous les documents relatifs à des syphilis graves chez les prostituées, où l'alcoolisme, une hygiène déplorable, se disputent le titre de facteurs de gravité au premier chef.

Il est inutile de citer ici les travaux de ces dernières années montrant que la blennorrhagie n'est pas, comme on l'avait cru trop longtemps, une maladie locale, mais

bien une maladie générale, dans laquelle le gonocoque où
ses toxines agissent à la mode de la streptococcie ou de
la staphylococcie. Les localisations multiples, les accidents bien connus aujourd'hui de la gonococcie prouvent que l'on est en présence d'une maladie éminemment
infectieuse ne tardant pas à agir sur l'organisme tout
entier.

Nos recherches, à ce sujet, ont pour point de départ
une observation de M. le Dr Breton : blennorrhagie
et tuberculose. Comme tuberculose et syphilis sont deux
infections superposables, il était logique de rechercher
pour les deux des conclusions analogues.

Voici le cas du docteur Breton (1). Il s'agit d'un jeune
homme tuberculeux chez lequel le traitement déterminait
la rétrocession des phénomènes morbides, lorsque survint une blennorrhagie. A partir de ce moment l'état de
ce malade s'aggrava, la tuberculose prit une marche rapide
et la mort survint six semaines après le début de l'écoulement.

L'auteur signale une deuxième observation de ce genre.
Cette tuberculose, en voie d'amélioration, a donc reçu un
coup de fouet d'une blennorrhagie. Sous l'influence de
cette dernière, le malade s'est trouvé dans des conditions
défavorables pour lutter contre le bacille de Koch et, vu la
moindre résistance du terrain, sa virulence s'est accrue.

Les observations suivantes,où la tuberculose est rem-
placée par la syphilis, où les phénomènes d'aggravation
ont été très nets, sont absolument probantes et confirment
les considérations émises plus haut.

----

(1) *Gazette des Hôpitaux*, 1893.

OBSERVATION PREMIÈRE

(Due à l'obligeance de M. le professeur-agrégé Raymond)

M. X... 30 ans, avocat, prend en 1894, une syphilis qui évolue d'une façon normale et bénigne. Traitement par les pilules de bichlorure de mercure, un mois de traitement, alternant avec un mois de repos. Six mois après le chancre, en janvier 1895, ce malade contracte une blennorrhagie. De ce jour, la scène change : ce sont les syphilides qui deviennent fréquentes et tenaces ; c'est surtout l'état général qui devient mauvais, alors que le malade avait jusque-là parfaitement supporté son infection syphilitique, alors qu'il n'y avait aucun facteur de gravité à faire intervenir. La blennorrhagie évolua cependant normalement; en un mois, le malade était guéri, mais l'impulsion qu'elle imprima à la syphilis persista plusieurs semaines encore.

« C'est parce qu'il m'avait été impossible d'assigner à cette aggravation passagère de la syphilis une autre cause, ajoute M. Raymond, c'est surtout aussi en raison de la coïncidence des accidents, que je recherchai de parti pris les cas où l'association du gonocoque et de la syphilis pouvait être incriminée. Je les recherchai en éliminant les faits dans lesquels d'autres facteurs de gravité pouvaient être invoqués, et en me gardant, bien entendu, du raisonnement : *post hoc, ergo propter hoc* ».

J'observai dans la suite, le deuxième fait suivant :

OBSERVATION II

(Due à l'obligeance de M. le professeur-agrégé Raymond)

Il s'agit d'un jeune homme qui vint nous consulter à l'Hôtel-Dieu en 1896.

Il avait contracté à la fois la blennorrhagie et la syphilis. D'une bonne santé antérieure, à l'abri de toutes les causes qui font la syphilis grave, il paraissait devoir mieux que tout autre résister à la syphilis. Et pourtant, celle-ci a évolué sérieuse chez lui, non seulement par les poussées subintrantes des syphilides, par le retentissement sur l'état général, mais surtout par des accidents qui traduisent une infection profonde : onyxis, iritis dès le sixième mois de la syphilis. Je ne trouvai d'autre raison à invoquer que cette blennorhagie qui, primitivement mal soignée, avait gagné l'urètre postérieur, et dont nous ne débarrassâmes le malade qu'avec de grandes difficultés.

M. Raymond aurait pu nous communiquer une troisième observation prise chez M. Landouzy mais il existait des raisons de gravité pour la syphilis qui permettaient de se passer de l'aide de la blennorrhagie. Chancre de l'amygdale, absence d'adénopathie, etc., bref, le cas n'est pas pur, et nous l'avons laissé de côté.

« D'autres malades que j'ai observés, dit-il en terminant, m'ont laissé cette conviction que c'est une mauvaise affaire en général, pour un syphilitique, de contracter dans les premières phases de son infection une blennorrhagie ».

A côté de cette influence générale, il en est une autre que nous devons signaler, c'est celle de la blennorrhagie sur la production locale des syphilides. Le malade est-il en pleine roséole? La blennorrhagie va produire des syphilides locales d'un type moins résolutif que celles que présente le malade sur la peau et sur les muqueuses.

Voici quelques observations à ce sujet :

OBSERVATION PREMIÈRE
(*In* Thèse de Crépin)

Henri D..., 20 ans, peigneur de lin, entre le 29 septembre 1885 dans le service de M. Leloir. Blennorrhagie. Chancre infectant croû-

4

teux du fourreau. Roséole confluente et généralisée, maculeuse et maculo-papuleuse. A la face interne du prépuce, près du frein, trois syphilides érosives ; à la partie supérieure du prépuce, deux syphilides papuleuses. Adénopathie généralisée. La blennorrhagie, chez ce malade, semble avoir prolongé son action révélatrice ; en effet, il sort non guéri du service le 20 mai, et il y rentre, le 22 septembre 1885, avec sa blennorrhagie et deux syphilides ulcéreuses de la couronne du gland, syphilides érosives de la face interne du prépuce. Rien ailleurs sur les muqueuses ou le tégument.

Observation II

(Crépin, *loc. cit.*)

Edmond L..., 25 ans, journalier, entre le 28 mai 1889 dans le service de M. Leloir. Blennorrhagie. Syphilome primaire complètement passé inaperçu. Roséole généralisée et confluente maculeuse. Le bord libre du prépuce, légèrement œdématié et renversé en dehors, est recouvert de syphilides papuleuses et papulo-érosives ; rien de plus naturel : le malade est atteint de phimosis congénital, cette partie du prépuce est constamment souillée par le pus blennorrhagique. Rien sur les muqueuses, pas de phénomènes généraux.

Il ne faudrait pas croire que, fatalement, la chaudepisse amènera des lésions spécifiques chez un syphilitique, quelquefois les deux affections ne paraissent pas s'influencer. Nous ne pouvons établir quelle est la raison de ces cas particuliers, ni dans quelle proportion on les rencontre. Mais en voici une observation, sur laquelle beaucoup d'autres peuvent être calquées.

Observation III

(*Loc. cit.*)

Édouard F..., 20 ans, fileur, entre dans le service de M. Leloir. Chancre infectant de la face supérieure du gland. Roséole généralisée. Blennorrhagie. Rien de particulier.

Nous pouvons conclure, avec M. Crépin, que la blennorrhagie peut amener, lorsque le syphilitique est en
pleine roséole, des lésions érosives du gland et du prépuce. Mais, il peut se faire que ces lésions soient amenées
avant l'éclosion des accidents secondaires ou très longtemps — vingt ans — après l'apparition du chancre, et
l'on conçoit l'intérêt que présente, au point de vue patho-
génique, cette influence de la blennorrhagie sur la production des syphilides.

Observation IV

(Loc. cit.)

Victor L..., 20 ans, peigneur, entre le 5 septembre 1889 dans le
service de M. Leloir. Chancre infectant papuleux de l'extrémité de
la verge. Adénopathie. Blennorrhagie. Le gland est le siège de papules érosives. La roséole apparaît seulement le 26 septembre 1889,
maculeuse. Le malade, mis à la porte, l'observation n'a pu être com-
plétée.

Observation V

(Loc. cit.)

Charles L..., 34 ans, rétameur, entre le 25 mai 1892 dans le service de M. Leloir. L'histoire pathologique de ce malade comporte une
blennorrhagie, il y a quinze ans ; chancre infectant du bord gauche
du gland, suivi d'adénopathie et de lésions spécifiques.

Il y a cinq semaines, rapports sexuels avec une femme qui lui
laisse une blennorrhagie. Depuis lors, il vit apparaître sur le gland
et le prépuce les lésions suivantes. Sur le gland, on trouve un pla-
card de syphilides papulo-érosives de la dimension d'une pièce d'un
centime et se fusionnant parfois. On trouve également de ces syphilides papulo-érosives sur la face supéro-interne du prépuce. Pas de
plaques muqueuses ni de lésions tégumentaires.

Il ressort bien de ces faits que la blennorrhagie a sur
la syphilis une action révélatrice même à longue échéance.

Par l'irritation incessante qu'exerce le pus blennorrhagique sur la paroi antérieure des bourses, la chaudepisse
peut amener des syphilides très graves sur le scrotum.

OBSERVATION VI

(*Loc. cit*)

Louis L..., 36 ans, chiffonnier, entre le 28 mai 1888 dans le service de M. Leloir. Chancre de la partie médiane de la face supérieure
du fourreau, dont on voit la cicatrice brunâtre datant d'il y a vingt
ans, et ayant été suivi du cortège symptomatique de la syphilis.
Blennorrhagie. Sort le 11 juin, non guéri, pour rentrer, le 24 juillet,
porteur d'une syphilide ulcéreuse du scrotum, siégeant à la partie
antérieure et de la grandeur d'une pièce de deux francs.

Lorsque la chaudepisse se complique d'une orchite, son
influence sur la production et la localisation des syphilides est bien plus intéressante encore.

Quand l'écoulement a cessé, que l'inflammation a ren-
contré les canaux éjaculateurs, les canaux déférents, pour
arriver aux tubes séminifères et à l'albuginée, après avoir
atteint l'épididyme ; en un mot, quand prime l'inflammation du testicule ; par un mécanisme encore inexpliqué,
la blennorrhagie a une action révélatrice réellement
locale et bien souvent elle produit le testicule syphilitique. Depuis déjà longtemps, la pathogénie du testicule
syphilitique amené par une blennorrhagie, a été entrevu
par les syphiligraphes, vérifiant une fois de plus la loi de
Desgranges, que « toute déviation organique est un pas
vers une déviation organique plus grave ».

Jullien, dans son *Traité des maladies vénériennes*, dit
que le développement antérieur ou même simultané des
lésions non syphilitiques dans les testicules ne met pas
d'obstacle à l'apparition des accidents spéciaux. Bien au

contraire, en produisant dans cet organe un *locus minoris resistentiæ*, ces lésions augmentent sa vulnérabilité et produisent ainsi souvent le testicule syphilitique.

Reclus, dont on connaît la compétence en pareille matière, est non moins affirmatif. Il écrit (*De la syphilis du testicule*, Paris 1882) que les inflammations antérieures du testicule en général, et les orchites blennorrhagiques en particulier, sont une prédisposition au sarcocèle syphilitique.

C'était aussi l'avis de Ricord.

Dans le *Dictionnaire de Jaccoud*, article *testicule*, Gosselin et Walther disent qu' « une orchite aiguë a quelquefois marqué le début du sarcocèle syphilitique, qui reprenait sa marche habituelle après l'apaisement des accidents inflammatoires ».

A l'appui de ces diverses opinions, voici une observation de Montaz.

OBSERVATION VII

(In *Dauphiné Médical*)

M. X... (décembre 1891) a contracté, il y a quatre ans, la syphilis à Paris, où il a été soigné par un médecin de l'hôpital du Midi ; il avait un chancre, une roséole, des plaques muqueuses et des ganglions. Remis de tout cela, il n'avait plus présenté d'accidents. Il y a un an, se trouvant à Grenoble pour affaires, il eut un vertige, sans phénomène précurseur, suivi de perte de connaissance de quelques instants et d'une certaine hébétude après. Céphalée nocturne fréquente.

Il y a deux mois, il contracta une blennorrhagie, écoulement abondant, douleur à la miction ; au dixième jour de l'écoulement, sous l'influence de courses en bicyclette, dit-il, il prend une épididymite gauche. Les testicules n'avaient rien auparavant. Douleurs vives, tuméfaction et, après quinze jours, son testicule devient indolore, mais ne reprend pas son volume habituel. Il vient consulter Montaz, qui trouve un testicule gauche double de volume, dur comme un caillou, d'une façon uniforme, assez régulier, sauf une déformation générale. L'épididyme est plaqué dessus et semble avoir disparu. Pas de douleur, reliquat d'épididymite récente.

Rien à l'autre, appétit génésique diminué, pas d'accidents généraux autres que des vertiges. Diagnostic : testicule syphilitique tertiaire, greffé sur une épididymite blennorrhagique chez un syphilitique atteint de syphilis à prédominance cérébrale.

M. Leloir insistait aussi sur cette pathogénie et nous trouvons, dans la thèse de son élève, M. Crépin, deux observations concluantes.

OBSERVATION VIII

(In Thèse de Crépin)

Jules S..., 24 ans, cordonnier, entre le 11 décembre 1884 dans le service de M. Leloir.

Chancre infectant de la peau de la verge suivi des accidents normaux de la syphilis. Blennorrhagie et rechute en mars 1884.

Depuis lors, il est resté un gonflement douloureux localisé à l'épididyme.

La douleur existait à la pression, douleur qui s'irradiait jusque dans les lombes ; petit à petit, il constata que la tuméfaction gagnait tout le testicule. Il se présente à la consultation où on lui administre un gramme d'iodure tous les jours. Depuis lors, le malade va mieux, la tuméfaction a légèrement disparu, la sensibilité est revenue dans le testicule et aujourd'hui l'on constate encore une grosseur exagérée de l'épididyme, qui a une consistance très dure. Le testicule, de la grosseur d'un œuf de poule, offre une surface irrégulière couverte de petites aspérités arrondies.

OBSERVATION IX

(ibid)

Constant C. 45 ans, mécanicien, entre le 3 septembre 1889. Chancre infectant à l'âge de 20 ans, suivi d'accidents secondaires. Blennorrhagie, orchite gauche, il y a quatre mois. L'affection pour laquelle entre le malade, date de quinze jours environ. A gauche, on perçoit à travers les enveloppes des bourses la sensation d'une tumeur ovoïde adhérente au testicule et faisant corps avec lui.

Le testicule ovoïde, de la grosseur d'un œuf de poule, de consistance dure, est parsemé de nodosités peu saillantes, les enveloppes du testicule sont prises également et forment une masse indurée sclérosée, une gomme du derme et de l'hypoderme.

Voilà donc des observations typiques et concluantes.

Ajoutons un dernier point, au sujet duquel nous n'avons malheureusement pas d'observations, mais qui pourra se confirmer plus tard.

Ne pourrait-il pas se faire qu'en vertu du même mécanisme invoqué pour expliquer le testicule syphilitique, on explique aussi ces néphrites syphilitiques dont M. Dieulafoy a montré la fréquence? La néphrite ascendante blennorrhagique n'est pas une rareté, il n'y a pour s'en convaincre qu'à parcourir les observations publiées ces derniers temps (1) et sur ce rein touché, taré, la syphilis ne vient-elle pas se fixer et évoluer comme elle évolue sur le testicule.

Ce n'est là, certes, qu'une hypothèse, mais telle qu'elle est, nous croyons devoir la soumettre à ceux qui voudront la vérifier.

Nous pouvons donc conclure, ce dernier point mis à part, que la chaudepisse agit tantôt par inoculation à distance, là où le pus séjourne quelque temps, tantôt « in situ » lorsque le testicule est devenu un lieu de moindre résistance et qu'il se transforme en testicule syphilitique. Mais nous devons conclure aussi que, parfois, la blennorrhagie aggrave la syphilis en tant que maladie générale : elle doit donc être considérée comme un facteur de gravité de la syphilis.

_____

(1) Thèse du docteur Stoyantchoff (Paris 1897).

CHAPITRE IV

RÉVEIL D'UNE SYPHILIS LATENTE PAR UNE INFECTION SURAJOUTÉE

Nous avons vu jusqu'ici que des infections combinées à la syphilis en modifiaient l'évolution quelquefois, en aggravaient souvent le pronostic et les manifestations.

Mais il est un point que nous n'avons vu signalé nulle part, c'est celui du réveil d'une syphilis latente même éteinte, par une infection surajoutée. M. Chrétien avait dit dans sa thèse, se plaçant à un point de vue général : « Si l'on introduit dans l'organisme un poison et de préférence une toxine microbienne, on réveille quelquefois la virulence de microbes qui jusqu'alors étaient restés dans l'économie à l'état latent ».

Nous avons longuement cherché dans les observations qui ont passé sous nos yeux, quelques cas où ce réveil de la syphilis fut manifeste. Un seul nous a paru digne d'être rapporté.

OBSERVATION

(Annales de dermatologie 1898)

A la séance de la Société de dermatologie, du 7 juillet 1898, M. Fournier, rapporte le fait suivant :

Un de mes clients, ancien syphilitique, se fit vacciner par trois piqûres au bras droit. Il n'y eut pas d'inoculation. Une nouvelle tentative fut faite au bras gauche par cinq piqûres, le résultat reste encore négatif. Mais, *sept mois* après, sont apparus, au bras droit, trois tubercules syphilitiques correspondant exactement aux trois essais d'inoculation vaccinale, et *sept mois* plus tard, cinq autres tubercules se sont montrés dans les mêmes conditions au bras gauche.

Ce fait présente beaucoup d'analogie avec ce qui a été observé pour les traumatismes et les bains sulfureux. Tout le monde sait, pour l'avoir constaté, qu'à la suite d'un traumatisme, on voit se réveiller une syphilis qui ne s'était pas manifestée depuis longtemps. Et l'on connaît bien l'influence des eaux sulfureuses des Pyrénées sur les syphilitiques dont elles réveillent les accidents spécifiques.

Peut-être faut-il voir dans le cas qui nous occupe un fait de même ordre, mais inexplicable encore avec nos connaissances restreintes en la matière.

C'est, en tout cas, un sujet d'études fort intéressant, et que nous aimerions voir approfondir par les syphiligraphes.

DEUXIÈME PARTIE

INFLUENCE DE LA SYPHILIS SUR LES INFECTIONS COMBINÉES

Après avoir consacré la première partie de ce travail à l'étude de l'influence que pouvaient avoir sur la syphilis et ses diverses manifestations des infections coexistantes, il nous reste à étudier l'action de la syphilis sur ces infections.

Cette seconde étude comporte de moindres développements que la première; elle ne doit pas cependant être négligée. Il se dégage, en effet, des observations que nous rapporterons, certains aperçus dont la valeur n'est contestable pour personne.

Nous aurons ici deux grandes divisions à établir : 1° influence favorable; 2° influence défavorable. Nous constatons, à regret, que la première de ces subdivisions comporte un bien petit nombre de faits et qui mériteraient confirmation.

Le second chapitre entraînera de plus longs développements, sans être aussi documenté, toutefois, que le chapitre correspondant de la première partie.

CHAPITRE PREMIER

INFLUENCE FAVORABLE DE LA SYPHILIS SUR CERTAINES
INFECTIONS

(Peste, Choléra, Infection purulente)

Il peut paraître étrange, au premier abord, de rechercher l'influence bienfaisante préventive ou curative que
peut exercer la syphilis sur certaines maladies. Ce qu'on
sait aujourd'hui de l'antagonisme ou des immunités
acquises nous faisait un devoir de diriger nos recherches
de ce côté. Et, d'ailleurs, les prérogatives heureuses des
syphilitiques sont si rares et si peu connues, qu'il est bon
de les faire connaître à simple titre de consolation.

Nos recherches ont été peu fructueuses, nous devons
l'avouer, et notre bibliographie a dû se borner à l'ouvrage
de M. Lancereaux : *Traité de la syphilis.*

« Je me souviens, dit-il, d'avoir entendu raconter que
les épidémies de choléra qui ont sévi à Paris n'ont jamais
visité l'hôpital du Midi. »

Il cite, d'autre part, un article de notre regretté maître,
M. le professeur-agrégé Espagne, confirmant ses conclusions. Cet article, paru dans la *Gazette hebdomadaire* du
15 septembre 1865, dit en substance que l'épidémie de choléra, tant en 1849 qu'en 1854, a épargné les salles des
syphilitiques à l'hôpital Saint-Eloi. Il y eut, dit M. Espa-

gne, en 1849 douze décès cholériques et en 1854 cent dix-huit, tant dans les services de médecine que de chirurgie, et jamais il n'y eut de décès cholérique dans les salles des syphilitiques.

« Est-ce à la syphilis ou au mercure, se demande M. Lancereaux, qu'il convient d'attribuer ces effets ? S'il me fallait décider entre ces deux alternatives, j'inclinerais à regarder la syphilis plutôt que le mercure comme un préservatif du choléra. »

Lancisi dit avoir appris de plusieurs médecins (1) qui avaient soigné les pestiférés à Rome qu'aucun de ceux qui portaient des cautères ou des bubons vénériens en suppuration n'avait été atteint de la peste.

Enfin, nous trouvons dans la *Gazette hebdomadaire* de 1862, au compte rendu de la Société de chirurgie, le fait suivant de Chassaignac. Ce savant chirurgien, sur vingt-cinq ou trente opérations faites sur des syphilitiques, n'a jamais observé d'infection purulente ; il en conclut à un antagonisme entre cette infection et la syphilis. Ce sont là des faits indiquant une action préventive, mais il est un cas où la vérole semble jouer un rôle curateur.

Lorsque, chez un syphilitique ancien, vient s'établir la tuberculose pulmonaire, on constate que l'évolution de cette dernière est très lente et moins dangereuse. C'est, qu'en effet, comme le dit M. Jacquinet, les lésions pulmonaires évoluent vers la sclérose. L'organisme, de par sa syphilis ancienne, a une tendance marquée vers ce processus scléreux. La néoformation du tissu conjonctif aux points lésés est un mode de guérison très heureux. La

(1) *De bovilla peste*, etc,.., Romæ 1715. — Carrère, *Hist. de la Soc. roy. de méd.*, Paris 1785.

syphilis joue ici le même rôle que les injections de chlo-
rure de zinc dans la méthode sclérogène.

Cependant, pour que s'exerce cette action, il ne faut pas
avoir affaire à un organisme trop débilité. Les altérations
cellulaires de la cachexie ne permettent plus ce processus
curateur, et le malade affaibli succombe plus rapidement.
C'est d'ailleurs ce que nous allons étudier dans le chapitre
suivant.

CHAPITRE II

I. — *Influence de la syphilis sur la tuberculose*

On admet, depuis fort longtemps, l'influence aggravante
que la syphilis exerce sur l'évolution de la tuberculose.
Sans remonter aux anciens auteurs, dont l'opinion pourrait
être contestée, on trouve dans les travaux de ces dernières
années de bonnes études de cette association au point de
vue clinique. M. Jacquinet a fait dans sa thèse un exposé
et un historique assez complets de la question ; aussi
n'entrerons-nous pas dans de grands développements.
Ses conclusions seront les nôtres et nous les appuierons
des opinions des maîtres.

Parmi les dissidents, il faut d'abord citer M. Lancereaux
qui écrit : « L'existence simultanée de la syphilis et de la
tuberculose est chose assez rare.... et s'il y a une action
c'est uniquement par la débilitation qu'elle apporte au sein
de l'économie que la syphilis est susceptible de donner le
coup de fouet à la phtisie pulmonaire. »

M. Mauriac n'est guère plus affirmatif. En revanche, voici
ce que dit M. Fournier : « Pour ma part, j'ai vu nombre de
jeunes sujets, chez lesquels la syphilis avait exercé puissamment son influence dépressive, devenir tuberculeux dans

les premiers mois ou les premières années de l'infection. J'ajoute même que, développée dans ces conditions, la phtisie suit quelquefois une évolution hâtive, fait des progrès rapides et tue à bref délai. Aussi, conclut-il, n'hésiterais-je pas à inscrire la syphilis au chapitre étiologique de la tuberculose ».

Plus convaincu encore était M. Landouzy quand il disait au Congrès de la tuberculose en 1891 : « Mauvaise, très mauvaise association morbide que celle de la tuberculose et de la syphilis marchant de pair ! Terrible association sous les coups de laquelle le malade tombe d'ordinaire dans la fièvre, dans le processus de ramollissement et l'étisie : le tuberculeux doublé d'un syphilitique devient un phtisique rapide.

» La pire association que je connaisse est l'union d'une tuberculose pulmonaire avec une syphilis commençante.»

Voici, pour compléter ces appréciations, les conclusions de M. Jacquinet :

a) Quand la syphilis survient chez des individus atteints déjà de tuberculose pulmonaire, elle aggrave celle-ci et en précipite la marche;

b) La syphilis joue un double rôle à l'égard du bacille tuberculeux;

1° Elle affaiblit l'état général et modifie le terrain sur lequel doit évoluer le bacille de Koch ;

2° De par les lésions qu'elle a suscitées sur les muqueuses du larynx et des bronches ou dans les poumons, elle en fait autant de portes d'entrée pour le bacille ;

3° Les pleurésies de la période secondaire de la syphilis sont de support syphilitique et de nature bacillaire.

Mais il est inutile de reprendre ici la question au simple point de vue clinique. Nous verrons, au chapitre de la pathogénie, comment, nous plaçant au point de vue de la pathologie générale, nous pouvons expliquer cette influence de deux états infectieux si différents, et nous retrouverons une certaine analogie avec ce qui se passe dans les infections associées que nous avons étudiées jusqu'ici.

Cependant, il nous paraît bon de rapporter ici le résumé d'un travail de M. Chrétien, paru dans la *Semaine médicale* de 1898, où sont consignées des expériences dont on ne peut tirer, peut-être, des conclusions bien rigoureuses ni bien précises, mais seulement une vague confirmation des vraisemblables hypothèses que nous devrons émettre en raisonnant par analogie.

Voici quel était le but de M. Chrétien :

1° Vérifier l'influence réciproque incontestable de la syphilis et de la tuberculose observée cliniquement chez l'homme ;

2° Démontrer que, si on ne communique pas la syphilis aux animaux, ils ne sont pas tout à fait insensibles à cette infection, puisque, à l'aide de produits syphilitiques, on serait arrivé à modifier leur état humoral.

Dans une première expérience, il inocule à deux cobayes 2 cc. de sang emprunté à un syphilitique porteur d'accidents secondaires graves. Vingt jours après, il injecte de la matière tuberculeuse à l'un des cobayes précédents et à un autre témoin. Le cobaye syphilo-tuberculisé (?) mourut trois jours après cette inoculation. L'autopsie permit de trouver un diplocoque — probablement le microbe de Friedlander — dans le sang du cœur et de la rate.

Le cobaye simplement tuberculisé succomba quarante jours plus tard et l'on trouva une tuberculose généralisée.

Le deuxième cobaye syphilisé, après un repos de quarante-cinq jours, reçut de la matière tuberculeuse, ainsi qu'un cobaye témoin.

Le premier des deux mourut vingt-neuf jours après l'injection, le second lui survécut neuf jours.

Par conséquent, les cobayes syphilo-tuberculisés étaient morts respectivement quarante-deux et neuf jours avant les cobayes simplement tuberculisés.

Dans une seconde expérience, le cobaye syphilo-tuberculisé est mort une fois seize jours avant ; l'autre fois, vingt et un jours après le cobaye tuberculisé.

M. Chrétien ajoute, et, il nous semble, avec raison : « Je ne voudrais pas donner à ces expériences une signification exagérée », mais il est vrai tout de même que, trois fois, le cobaye syphilo-tuberculisé est mort avant l'autre, et cela quarante-deux, neuf et seize jours.

Si l'on réfléchit, dit M. Chrétien, que chez le cobaye la tuberculose évolue ordinairement en un mois, à six semaines, on admettra que, dans ce court espace de temps, un écart de neuf et seize jours est appréciable, et que, d'autre part, des tuberculoses mortelles en vingt-huit et vingt-neuf jours sont d'une évolution assez rapide.

Comme le constate l'auteur lui-même, ces expériences ont besoin d'être répétées et vérifiées et nous nous garderons de les donner comme une absolue confirmation de la clinique ; cependant, pour être complet, nous avons tenu à les mentionner.

II. — *Influence de la syphilis sur la fièvre typhoïde*

« A l'hôpital Cochin, dit M. Dujardin-Beaumetz, j'avais
» été déjà frappé de ce fait, c'est que les malades atteints
» de fièvre typhoïde qui venaient de l'hôpital voisin, l'hô-
» pital du Midi, et qui avaient subi dans ce dernier hôpi-
» tal un traitement mercuriel extrêmement rigoureux,

» présentaient des formes extraordinairement graves de
» la fièvre typhoïde, et cela, à ce point que tous ou pres-
» que tous succombaient. Ainsi donc, ajoute-t-il, voilà
» des malades dont l'économie est imprégnée de la
» substance la plus antiseptique connue, qui, théorique-
» ment, devraient résister mieux que d'autres aux attein-
» tes du bacille de la fièvre typhoïde, et qui, au contraire,
» par la dépression générale de l'organisme, présentent
» une proie facile à la dothiénentérie ». (Préface de la
Thérapeutique antiseptique du docteur Trouassart).

Les observations cliniques que nous reproduisons ci-
dessous, et que nous devons à l'obligeance de notre excellent Maître, M. le professeur Carrieu, confirment l'assertion de M. Dujardin-Beaumetz.

Dans son service de l'Hôpital Suburbain, notre Maître
ne manque jamais, en présence d'un typhique, de rechercher la syphilis dans ses antécédents ; il la considère
comme un redoutable facteur de gravité pour la fièvre
typhoïde, pouvant en modifier l'évolution, en assombrir
le pronostic, et donner lieu à de sérieuses complications.
Notre savant Maître apporte, cependant, une restriction,
et qui nous paraît d'une importance capitale.

Lorsque, dit-il, la dothiénentérie s'installe chez un
syphilitique déjà ancien, elle évolue souvent d'une façon
normale, et son pronostic n'en est pas sensiblement modifié. Mais, lorsqu'un syphilitique, à la première ou
deuxième période de son infection, contracte la fièvre
typhoïde, on doit craindre souvent une issue fatale.

On voit l'importance des conclusions de M. le professeur Carrieu. Elles nous expliquent ce que l'on avait voulu
considérer comme une contradiction, à savoir que chez
un syphilitique la dothiénentérie peut évoluer normalement, en certains cas — syphilis ancienne — tandis qu'elle

revêtira un caractère de malignité remarquable pendant les premiers temps de l'infection syphilitique.

Ce sont là des conclusions tirées de la clinique ; peut-on les expliquer ? Dans sa thèse, Ollivier fait remarquer, d'après les syphiligraphes, que la deuxième période de la syphilis est accompagnée presque toujours d'un état fébrile particulier. Le malade présente des phénomènes de lassitude, de courbature, de l'anorexie, des troubles gastrointestinaux, bref, ce que le professeur Fournier appelle la « typhose syphilitique ». Ce tableau, dit Ollivier, est bien celui d'une infection généralisée, à la période aiguë, s'attaquant à tous les organes, troublant tous les appareils, etc.

La période tertiaire est, au contraire, caractérisée par des manifestations locales. Ces dernières sont graves, incontestablement, malignes même ; mais très rarement, elles provoquent des phénomènes généraux comme ceux de la période secondaire.

On comprend qu'une nouvelle infection générale venant se surajouter à la première, en un moment où l'organisme profondément troublé a sa résistance vitale affaiblie, on puisse redouter une issue fatale à brève échéance.

Tandis que, chez un syphilitique ancien, la fièvre typhoïde, pourra bien, nous n'en doutons pas, trouver en certains cas un organisme affaibli, mais, le plus souvent, celui-ci ne le sera pas assez pour se laisser détruire sans opposer une sérieuse résistance. Aidé par la médication, il pourra triompher de son nouvel ennemi.

Il est encore un motif pour expliquer la malignité de certaines associations de dothiénentérie et de syphilis, c'est que ces deux infections ont une prédilection très particulière pour l'appareil circulatoire. Le cœur et les vaisseaux ressentent vivement l'atteinte du bacille d'Eberth ou de sa toxine, et l'on connaît l'action de la syphilis sur ces mêmes organes. N'y aurait-il pas, du fait de cette action spéciale, une tendance plus grande aux hémorragies, et le typhique précédemment syphilitique ne serait-il pas sujet aux épistaxis, aux hémorragies intestinales ou cérébrales plus qu'un sujet normal?

Les cas nous manquent ; les cliniciens sont rares, qui ont porté leur attention sur ce sujet, et l'absence de statistique ne nous permet pas de conclure.

Mais nous tenions à signaler cette explication particulière.

Voici maintenant les observations que nous avons recueillies :

OBSERVATION PREMIÈRE

(*In* Thèse d'Ollivier)

Un malade, jeune, syphilitique depuis deux ans, sans autres antécédents personnels ou héréditaires, entre dans le service de M. le professeur Grasset avec le diagnostic de dothiénentérie.

Les jours précédents, il venait de reprendre le traitement mercuriel intensif, ce pendant que se montraient les symptômes prodromiques de la fièvre typhoïde.

Au quatrième jour, voici ce que révèle l'examen du malade : céphalée très intense, agitation extrême, délire, carphologie, douleurs dans les fosses iliaques, selles diarrhéiques. Température : 39°7. Pouls petit, dépressible ; bruits du cœur normaux.

Le lendemain, les symptômes ataxiques augmentent, le délire est très intense, les périodes d'agitation sont remplacées de temps en temps dans la journée par une adynamie profonde. Le malade reconnaît ses proches.

On retrouve la douleur dans les fosses iliaques, la langue est sèche, rôtie ; les dents fuligineuses, il a un peu de bronchite. La température est à 40°, le pouls à 90, petit, mou, irrégulier et le rythme de l'embryocardie s'établit.

Au dixième jour, l'adynamie est complète, les urines sont rares et troubles, l'embryocardie persiste et le malade meurt dans la soirée.

OBSERVATION II

(Résumée)

(Due à l'obligeance de M. le professeur Carrieu)

Pendant son internat, M. le professeur Carrieu a observé un cas de dothiénentérie chez un étudiant en médecine qui avait contracté la syphilis depuis six mois environ et suivi le traitement spécifique. A son entrée dans le service, il avait encore des plaques muqueuses. En outre, il menait une vie assez irrégulière.

Très rapidement, la fièvre typhoïde prit un caractère de malignité particulière. Le malade eut d'abondantes épistaxis, bientôt apparurent des phénomènes d'adynamie, auxquels il ne tarda pas à succomber.

OBSERVATION III

(Résumée)

(Due à l'obligeance de M. le professeur Carrieu).

Il s'agit d'une danseuse, qui, syphilitique depuis quatre ou cinq mois et présentant des manifestations, contracta la fièvre typhoïde. Cette jeune femme avait, en outre, fait jusque-là par mal d'excès.

L'évolution de cette dothiénenterie fut telle que l'on porta tout d'abord le diagnostic de méningite.

La malade avait un délire violent et elle succomba 48 heures après son entrée à l'hôpital, en présentant des phénomènes d'ataxie.

L'autopsie permit de reconnaître les lésions anatomo-pathologiques caractéristiques de la dothiénentérie.

OBSERVATION IV

(Résumée)

(Due à l'obligeance de M. le professeur Carrieu).

Un jeune homme de 18 ans, militaire, contracte la syphilis. Anémié déjà par le service, dont son jeune âge s'accommodait fort mal, il ne tarda pas à être déprimé davantage. Sur ces entrefaites, survint une fièvre typhoïde. Pendant qu'évoluait celle-ci, on voyait s'établir une roséole confluente et généralisée que l'on avait prise au début pour une éruption anormale de taches rosées. Le malade n'avait suivi aucun traitement mercuriel lorsque M. le professeur Carrieu le vit pour la première fois. Malgré une énergique médication, les phénomènes d'adynamie et de dépression apparurent et le malade succomba.

OBSERVATION V
Résumée
(Due à l'obligeance de M. le professeur Carrieu).

Jeune homme de 21 ans, à la période secondaire de la syphilis, porteur de plaques muqueuses, contracte la fièvre typhoïde. Les épistaxis se montrèrent dès le début, abondantes et tenaces, puis ce furent les hémorragies intestinales, enfin, l'adynamie apparut et le malade mourut quelques jours après le début de la dothiénentérie.

OBSERVATION VI
Résumée
(Due à l'obligeance de M. le professeur Carrieu)

Femme, 28 ans, entre à l'hôpital avec le diagnostic : dothiénentérie. On relève dans ses antécédents une syphilis, il y a six ans. La fièvre typhoïde ne tarde pas à présenter un caractère de malignité remarquable. La malade a plusieurs hémorragies intestinales très graves qui la laissent dans une dépression profonde.

Cependant, à force de soins, la médication eut raison de la maladie, et cette jeune femme put sortir de l'hôpital, après un long séjour, complètement guérie.

Ce cas, on le voit, diffère des précédents, en ce que l'issue n'a pas été fatale. et que la malade a pu résister aux dangereuses complications survenues

Ces hémorragies tiennent-elles, comme nous l'indiquions plus haut, à titre d'hypothèse, à la double action du virus syphilitique et de l'agent typhique sur les vaisseaux ?

La mort n'est-elle pas survenue parce que la syphilis datait déjà de six ans, et que la malade ne présentait plus depuis longtemps d'accidents secondaires ?

Ce sont là des questions fort intéressantes, mais auxquelles la science actuelle ne peut encore répondre :

La conclusion qui découle des faits rapportés doit seule être retenue.

Dans un certain nombre de cas, la syphilis, pendant les premiers temps de l'infection, aggrave le pronostic de la fièvre typhoïde qui vient s'y combiner.

III. — *Influence de la syphilis sur la diphtérie*

Dans la *Revue de la Tuberculose* de 1894, M. Revilliod a montré que le même terrain favorise à la fois le développement de la tuberculose et de la diphtérie et qu'il existe chez les tuberculeux une prédisposition familiale à la diphtérie.

Comme nous tenons pour superposables la tuberculose et la syphilis, d'après ce que nous a enseigné, dans son cours de *Pathologie générale,* notre maître, M. Raymond, nous avons recherché, après la lecture des conclusions de M. Revilliod, s'il n'était pas possible d'en tirer d'analogues, des rapports entre la syphilis et la diphtérie.

Or, c'est possible. M. Landouzy, *(Exposé de titres),* dans ses leçons, émet l'avis que les syphilitiques ne doivent pas entrer dans les pavillons des diphtériques.

D'autre part, nous trouvons dans les *Annales de Dermatologie* de 1891, à propos d'une observation de syphilis conceptionnelle présentée par M. Raymond, dans laquelle il était noté qu'un enfant hérédo-syphilitique avait succombé à la diphtérie à l'âge de 4 ans, la réflexion suivante de M. Besnier :

« J'ai été frappé, dit-il, de ce fait que les enfants syphilitiques ont une réceptivité particulière vis-à-vis des

maladies ; la même chose semble exister pour les adul-
tes : j'ai vu, dans deux ou trois cas, des pères syphilitiques
contracter des angines diphtériques devenues fort graves
en soignant leurs enfants malades ; il semble que la
syphilis, soit par les lésions locales qu'elle a entraînées,
soit par le fait seul de son existence , ait été une cause
prédisposante à la maladie. »

A l'appui de cette thèse, nous trouvons dans « The
Lancet » du 12 décembre 1885 un fait intéressant de
Valentine Mathews.

Un autre avait été rapporté dans le « Médical Exami-
ner » du docteur Whestler, que nous n'avons pu retrouver.

Observation

(The Lancet)

J. D... âgé de 20 ans, jeune homme d'habitudes très irrégulières,
disant avoir eu une fièvre rhumatismale en 1881, une fièvre typhoïde
en 1882, et la gonorrhée il y a environ huit mois, se présente à mon
observation le 28 août 1884 souffrant d'un chancre huntérien sur la
couronne du gland, dont il s'est aperçu il y a trois semaines. A
l'exception d'une légère adénopathie, pas d'autres symptômes. Il
fut soumis de suite au traitement antisyphilitique et fut rapidement amélioré. Le chancre était guéri le 19 septembre.

Le 9 octobre, il revint, se plaignant d'avoir éprouvé depuis deux
jours des frissons, de la dysphagie. Je constatai, en l'examinant, une
rougeur des amygdales et de la luette, qui étaient gonflées et cou-
vertes de plaques de membranes blanchâtres, ces membranes
étaient nettement délimitées et siégeaient au côté gauche.

Pouls, 128. Température 38°3. On suspend le traitement antisyphilitique, on ordonne au malade de garder le lit et on devra faire
des pulvérisations d'acide sulfureux toutes les trois ou quatre heures. Le lendemain, la plus grande partie des fausses membranes
ont été détachées et expulsées dans les efforts de toux, laissant à
leur place les surfaces ulcérées, mais le malade était atteint d'une
salivation profuse. Le gencives et la langue deviennent molles,

œdémateuses; il se forme une ulcération de la grandeur d'une pièce d'un franc. La température se maintient à 38°8 pendant deux à trois jours, puis tombe à 37°2. Le malade revient alors rapidemeut à la santé et sort le 29 octobre.

Le malade ayant été en villégiature pendant une quinzaine de jours, revient en se plaignant d'une difficulté à avaler, les liquides refluant par le nez, et d'un nasonnement aisément constatable. Ces symptômes avaient éclaté peu de jours après son départ. A l'examen, on constate que la luette et le voile du palais sont remarquablement déjetés vers la droite, le larynx est normal.

Le 4 décembre, la voix et la déglutition sont améliorées, mais le malade se plaint d'une grande fatigue pendant la marche et d'une faiblesse des jambes. Il marche avec difficulté, même en s'aidant d'un bâton.

Le 19 décembre, la faiblesse des jambes continue, mais la voix et la déglutition sont meilleures. Une éruption de syphilides papuleuses apparaît sur le tronc et les bras, on reprend le traitement spécifique.

Le 3 janvier 1885, le malade est beaucoup amélioré, il peut s'en aller guéri le 13 février, toute faiblesse des jambes ayant disparu.

L'auteur ajoute, pour ceux qui voudraient voir dans ce cas une angine syphilitique, qu'il ne peut y avoir de doute au sujet de la nature diphtérique, d'abord à cause de l'apparence, de l'absence de tout symptôme secondaire syphilitique, en second lieu de la paralysie du voile du palais et de la parésie des membres inférieurs.

Il est bien entendu, en effet, que dans le cas que nous considérons ici, il s'agit de diphtérie vraie et non des « diphtéroïdes » que nous avons précédemment examinés.

On comprend qu'un sujet porteur de plaques muqueuses, par exemple, et qui se trouve en contact avec un diphtérique, contracte la diphtérie, mais, ce qu'on conçoit plus difficilement, c'est cette tendance que présente un syphilitique guéri des accidents érosifs à prendre la diphtérie.

IV. — *Influence de la syphilis sur les fièvres éruptives*

Dans sa thèse sur les *Rapports de la syphilis avec les fièvres éruptives*, Amiel est très bref en ce qui concerne l'influence de la vérole sur la rougeole, la scarlatine ou la variole. Nous n'avons rien à ajouter à ce qu'il a dit, n'ayant pas eu l'occasion d'observer des faits de ce genre et n'ayant rien trouvé dans nos recherches bibliographiques. Nous dirons comme Amiel : nous désirons apporter des faits, s'il y a une conclusion à tirer, elle sortira naturellement des renseignements accumulés.

a) *Action de la syphilis sur la variole*

OBSERVATION

(Barthélemy, Th. de Paris)

Femme syphilitique depuis six ans, misérable et surmenée, atteinte de syphilis maligne, syphilides ulcéro-tuberculeuses, périostoses gommeuses du frontal et de la clavicule gauche. La variole commence chez elle par un rash scarlatiniforme ; au moment où l'éruption apparaît, la syphilide ulcéreuse se dessèche, mais ne guérit pas ; la variole prend la forme hémorragique et la malade meurt le huitième jour.

Un fait isolé est bien peu probant, ajoute Amiel, à moins de réaliser des conditions exceptionnelles. Or, il est évident que ces dernières n'existent pas ici. La variole hémorragique évolue sur des terrains non syphilitiques bien souvent. Tout ce qu'on peut accorder c'est que la syphilis ayant débilité l'organisme avait affaibli ses moyens de défense naturelle.

b) *Influence de la syphilis sur la scarlatine*

La syphilis est d'ordinaire une maladie de l'âge adulte, la scarlatine plutôt une maladie de l'enfance. Aussi avons-nous vainement cherché des observations où la coïncidence des deux maladies fut mise en lumière.

Cependant, nous avons le fait de Woakes (*Brit. med. journal,* 1882). Cet auteur observant une épidémie de scarlatine bénigne eut seulement trois décès et tous les trois chez des enfants hérédo-syphilitiques. D'autre part, nous avons observé chez une jeune fille de 12 ans, hérédo-syphilitique également, une scarlatine d'une extrême malignité. L'enfant ne mourut pas, mais présenta toutes les complications de cette fièvre éruptive, et toutes avec un haut caractère de gravité.

V.— *Influence de la syphilis sur l'érysipèle*

Nous avons vu dans la première partie de ce travail quelle heureuse influence avait parfois l'érysipèle sur les syphilides et même sur la syphilis. Les observations ne manquaient pas, nous nous sommes abstenu de les reproduire pour ne pas trop surcharger notre sujet. « Mais, disait Mauriac, si l'érysipèle se développait dans la phase cachectique d'une syphilis, qu'adviendrait-il? L'érysipèle participant des mauvaises conditions de l'organisme revêtirait lui-même les formes cachectiques et malignes qui le rendent redoutable, il précipiterait la terminaison fatale.»

Conclusion : un érysipèle survenant dans ces fâcheuses conditions est donc grave.

Bazin avait dit aussi : Dans la période ultime des maladies, toutes les complications deviennent graves.

Les faits que nous rapportons sont la confirmation de ce qui précède.

Observation Première

(Résumée)

(Thèse de Martellière.)

Femme de vingt-cinq ans, de tempérament lymphatique, constitution débilitée, face pâle, terreuse ; mal réglée, a présenté, il y a un an, une large ulcération à la partie supérieure de la cuisse ; il y a quelques mois ont apparu des tubercules à la région parotidienne, des ulcérations sur le voile du palais et une tumeur lacrymale.

A l'heure actuelle, existe une immense ulcération qui s'étend à gauche sur l'amygdale et les piliers, et presque autant à droite. La luette a disparu.

Le fond est inégal, les bourgeons charnus, pâles, flasques, séparés par des anfractuosités où adhère un putrilage grisâtre. La voix est éteinte, la déglutition douloureuse. Quelques jours après, érysipèle de la face qui a son point de départ autour des ulcérations de la région parotidienne ; vomissements bilieux, ballonnement du ventre, altération de la face. Les symptômes d'une péritonite se confirment et la malade meurt.

L'autopsie ne mentionne pas l'état des viscères.

Observation II

(Résumée)

(Lancereaux. — *Traité de la syphilis*)

Femme de quarante-cinq ans, au teint jaunâtre, se plaint d'une affection du pharynx, caractérisée par de petites saillies noueuses en voie de ramollissement. On porte le diagnostic de syphilis.

Le traitement institué, tout allait bien, lorsque survint un frisson violent, suivi d'une diarrhée persistante.

Les jours suivants, se montre, à l'aile gauche du nez, une plaque d'érysipèle.

Au bout de six jours, la malade meurt.

L'autopsie montre des lésions syphilitiques des viscères ayant entraîné la cachexie. Le foie et la rate présentaient des manifestations syphilitiques très nettes.

OBSERVATION III

(Résumée)

(*Ibid.*)

Fille de quarante ans, au teint pâle, à la figure boursouflée, se plaint de céphalées, de vertiges et de lassitude. Attaques épilepti-formes.

L'œdème apparaît au bout de quelque temps, l'urine est albumineuse, l'ascite s'établit. Puis, un jour, à la suite d'un accès, pesanteur de tête, sopor, déjections involontaires. Erysipèle de la jambe ayant pour point de départ une excoriation de l'épiderme. Mort.

On apprit qu'elle avait eu autrefois un chancre infectant de la commissure postérieure et des accidents secondaires.

L'autopsie montre des lésions syphilitiques des viscères abdominaux, mais surtout des méninges et de l'encéphale.

Il n'est donc pas toujours avantageux pour un syphilitique de contracter un érysipèle, Si, dans certaines conditions, la syphilis a été modifiée heureusement, il peut aussi arriver dans certains cas que l'infection érysipélateuse prenne un tel caractère de gravité que le malade succombe.

TROISIÈME PARTIE

PATHOGÉNIE

Nous avons passé en revue les infections qui se combinent le plus fréquemment à la syphilis. Cette étude nous a permis de recueillir un certain nombre de faits. Ceux-ci ont donné lieu à des considérations que nous avons dû simplement formuler.

Il reste à discuter maintenant les diverses théories que l'on peut proposer pour les expliquer.

C'est qu'en effet, nos conclusions ayant pu paraître quelquefois contradictoires, la pathogénie aura donné naissance à des opinions divergentes.

Nous souvenant que l'intransigeance absolue méconnaît la nature complexe des phénomènes morbides, nous nous arrêterons à un sage éclectisme basé sur l'interprétation de l'ensemble et ce n'est qu'après avoir démêlé de notre mieux ce que présentent de confus les diverses théories, que nous formulerons nos conclusions. Notre travail serait incomplet sans ce dernier chapitre et une hâte trop grande dans l'énoncé de ces conclusions semblerait de parti pris.

Qu'avons-nous à interpréter?

Tout d'abord l'influence favorable des pyrexies sur les syphilides et quelquefois sur la syphilis.

En second lieu, l'action préventive ou curative de la syphilis dans certaines infections.

Cette première partie étudiée, nous passerons à l'explication : 1° de l'influence aggravante exercée sur la syphilis et ses manifestations par diverses associations microbiennes ; 2° de l'action néfaste de la syphilis sur les infections surajoutées

I. — *Explication de l'influence favorable des pyrexies sur les syphilides et même sur la syphilis.*

Dans l'article de Mauriac, auquel nous avons fait de fréquents emprunts, nous relevons l'explication suivante : « Sous la double influence de la réaction générale fébrile et de la phlogose locale qui caractérisent cette maladie aiguë (l'érysipèle), les accidents syphilitiques cutanés et muqueux s'améliorent, se résolvent et se réparent avec rapidité. Malheureusement, quelques jours après la guérison, de nouvelles manifestations syphilitiques peuvent se reproduire ». Mauriac admet donc deux processus curateurs : un mode d'action local et un mode d'action général. Ce dernier est la réaction fébrile. Le premier est, dit-il, un phénomène de substitution, il provient des modifications locales que la phlogose fait subir au travail ulcératif et à la nutrition des parties atteintes.

Peut-on expliquer aujourd'hui ce phénomène de substitution, ce mode d'action locale ; car, en somme, la proposition de M. Mauriac est fort vague.

Emmerich et Schöll (1) nous paraissent avoir résolu la question en ce qui concerne précisément l'érysipèle qu'étudiait Mauriac. Pour eux, les toxines des cocci de de l'érysipèle sont l'agent salutaire dans le processus de guérison.

C'est aussi l'idée de Coley, de New-York, qui a même basé sur ce principe une méthode thérapeutique. Dans les cas de syphilides ulcéreuses rebelles au traitement, il injecte des toxines streptococciques auxquelles il ajoute, pour obtenir un effet plus sûr, des toxines de *bacillus subtilis*. Il obtient, s'il faut l'en croire, d'excellents résultats. Est-il possible d'expliquer, avec ce que nous savons à l'heure actuelle, cette influence des toxines du streptocoque ? Faut-il croire que l'érysipèle agit comme les injections de Coley ?

A la première question, nous pouvons répondre que, probablement, les toxines agissent par leur influence sur le système nerveux, aujourd'hui bien connue. On sait, en effet, d'après les expériences de Charrin et Rüffer que la section du sciatique, chez le cobaye, favorise le développement du bacille pyocyanique. Roger a montré que la section du grand sympathique rend très rapide la guérison de l'érysipèle expérimental, que la section des nerfs sensitifs, au contraire, rend plus grave l'infection streptococcique.

Nous sommes donc autorisés à conclure que l'influence nerveuse a la première place dans l'évolution d'une infection.

Or, supposons, ce qui est prouvé, que les toxines microbiennes excitent les centres vaso-dilatateurs, il va se produire une dilatation vasculaire très intense avec

_____

(1) *Sem. méd.*, 1896.

diminution de vitesse du courant sanguin. S'il en est
ainsi, sous l'influence adjuvante de la moindre pression
des tissus enflammés, les leucocytes ne vont pas tarder
à migrer hors des vaisseaux ; puisque c'est ainsi que
réagit l'organisme contre toute invasion microbienne.

Dans ce milieu d'inflammation localisée, étudions
l'action des globules blancs. Les uns sont des cellules
polynucléaires capables de maîtriser et d'englober des
microbes peu résistants comme le streptocoque, mais
vaincus facilement dans leur lutte avec des microorganismes comme ceux de la tuberculose, de la lèpre et partant de la syphilis (?) infection comparable aux précédentes.
Or, nous avons ici, dans ces syphilides ulcéreuses, probablement des microorganismes syphilitiques, comme
dans les ulcères tuberculeux on a des bacilles de Koch.
Les cellules polynucléaires qui les engloberont vont dégénérer ; alors, contenant et contenu seront absorbés par
des leucocytes mononucléaires qui leur feront subir des
modifications sur lesquelles nous n'avons pas à insister
ici. Ces derniers phagocytes sont appelés macrophages.

Donc, on le voit, dans cette explication, l'injection des
toxines streptococciques a permis la diapédèse, l'hyper-
leucocytose, les leucocytes attirés ont détruit les microbes
qu'ils ont trouvé dans les syphilides, et ceux-ci ne
s'opposeront plus au processus réparateur de l'organisme.

Cette manière de voir s'applique plus facilement encore
à la pénétration du streptocoque lui-même. Il se produit,
en effet, au point de pénétration les mêmes phénomènes
que nous venons de décrire, en vertu de la chimiotaxie
leucocytaire.

Mais, outre les leucocytes, d'autres cellules interviennent dans ce phénomène de la phagocytose et qui aide-

ront à la réparation des surfaces ulcérées. Nous voulons
parler de la prolifération des cellules endothéliales, et
peut-être aussi des cellules du tissu conjonctif. On comprend en effet combien doit intervenir puissamment la
kariokynèse dans ce processus réparateur.

Une autre hypothèse peut être émise, c'est celle de
l'antagonisme des toxines.

On attribue au sérum certaines propriétés antitoxiques;
ces propriétés n'interviendraient-elles pas de la façon suivante :

Lorsque pénètrent dans l'organisme les toxines du
streptocoque de l'érysipèle, cet organisme est déjà intoxiqué par les produits microbiens de la syphilis qui doivent
naturellement se trouver sécrétés en grande quantité aux
points d'inflammation. Le sérum sanguin résiste de son
mieux à cette intoxication, mais ne suffit pas à sa tâche
puisque les manifestations syphilitiques apparaissent.
Qui sait, si dans ce cas la toxine streptococcique ne vient
pas ajouter son effet et aider à l'organisme ?

Les faits dans lesquels la syphilis a été modifiée dans
son évolution d'une heureuse manière par un érysipèle ne
semblent-ils pas prêter un appui à cette hypothèse ?

Il est un troisième point — accessoire — qui nous paraît
pouvoir être proposé comme expliquant l'influence favorable des maladies fébriles en général et de l'érysipèle en
particulier sur les syphilides et la syphilis. Nous voulons
parler de la fièvre.

M. Gamalecia a attiré, d'une manière toute spéciale,
l'attention sur ce point.

Bien que nous ne puissions adopter toutes les conclusions de cet auteur, il est juste de reconnaître que les faits
cliniques, précédemment rapportés, sont favorables à
son explication.

Après avoir relaté une série d'expériences faites avec le pneumocoque et le bacillus anthracis, il conclut que la fièvre doit être considérée comme « l'ensemble des changements dans les appareils de la circulation et les systèmes glandulaires à l'aide desquels s'opère la *destruction et l'élimination des bactéries.* »

La période fébrile des maladies infectieuses accompagne la destruction des bactéries dans l'organisme fébricitant, elle traduit une réaction de l'organisme contre leur présence et marque leur destruction. Bref, que la fièvre soit produite par la réaction organique contre le microbe, qu'elle provienne de l'absorption de toxines, un fait découle des expériences de Gamaleia, c'est qu'elle s'accompagne d'une destruction de bactéries très appréciable.

Ce n'est pas ainsi qu'Ollivier comprenait l'action de l'hyperthermie lorsqu'il disait : « Est-il possible que l'hyperthermie puisse atteindre à un tel degré que le virus soit tué comme un microbe placé dans une température surchauffée ? » (1)

Le phénomène est plus complexe, et cependant l'explication d'Ollivier peut nous fournir d'excellentes déductions.

Nous savons, en effet, que le bacille du charbon au-dessus de 40 degrés commence à ne donner que des cultures profondément modifiées dans leurs propriétés. Il en résulte que dans un organisme fébricitant dont la température est à 40 degrés, souvent ses effets seront atténués.

Nous avons, d'ailleurs, l'exemple classique de la poule qui, réfractaire au charbon, grâce à la température normalement élevée de son corps, 42 degrés, y devient sensible si on la refroidit artificiellement.

Il semble que l'on puisse conclure du charbon à la syphi-

_____

(1) Thèse de Montpellier, 1896.

lis. Car, si le microorganisme de celle-ci n'est pas tué à
40 degrés, il peut au moins être atténué, modifié, d'où disparition consécutive des manifestations syphilitiques, et
dès que la température redevient normale, sa virulence
première reparaît.

Une dernière explication est celle de M. E. Vidal, qui
ne voit là qu'un phénomène d'« inhibition momentanée ».

MM. Besnier, Fournier, acceptent aussi cette manière
de voir.

Mais cette inhibition n'est-elle pas elle-même le résultat d'une action particulière des toxines sur le système
nerveux ?

Il manque à toutes ces théories une base commune,
c'est la connaissance de l'agent infectieux de la syphilis ;
aussi, ne pouvons-nous raisonner que par analogie, exposer des hypothèses vraisemblables, sans doute, mais pas
encore vérifiées.

Nous devons tâcher maintenant de donner une explication plausible de l'influence préventive que semble avoir
la syphilis vis-à-vis de la peste et du choléra.

Il s'agit, évidemment, ici, d'immunité acquise. Nous
avons affaire à un phénomène analogue à celui de l'immunité conférée contre la variole par la vaccine. Ces deux
maladies sont dissemblables, en effet, comme le prouvent
les travaux de l'Ecole lyonnaise et, cependant, le fait clinique est patent.

Nous n'entrerons pas ici dans l'explication du phénomène complexe de l'immunité. Rappelons seulement que
la théorie de la phagocytose est aujourd'hui la plus cou-
ramment admise.

*Pathogénie des phénomènes d'aggravation provoqués par
la coexistence de la syphilis et d'une infection combinée.*

Nous réunissons dans ce chapitre les faits dans lesquels une infection a aggravé la syphilis et ceux dans lesquels la syphilis, à son tour, a exercé sur la maladie asso-
ciée une influence défavorable.

C'est qu'en effet les mêmes facteurs interviennent pour
expliquer la malignité résultant de cette association morbide et qu'il est très difficile de savoir quel est le mode
d'action particulier qui a pu intervenir.

D'ailleurs, l'extrême complexité de ces phénomènes, les
notions encore peu précises que nous en avons, ne permettent guère des divisions trop exclusives. Nous devons,
cependant, faire une remarque, c'est que, dans les observations où la syphilis paraît avoir assombri le pronostic
de la maladie surajoutée, nous avons dû, avec les auteurs
dont nous rapportions l'opinion, expliquer souvent cette
influence néfaste par la débilitation de l'organisme.

Cette restriction ne modifie en rien les explications que
nous allons donner, elle tend à montrer seulement que
dans ces cas l'influence du terrain est plus considérable
que celle du microbe seul.

La première conclusion tirée des faits observés et qui
se présente à l'explication est celle-ci : lorsque la syphilis
se combine à une autre infection, le pronostic de cette
dernière ou celui de la syphilis est aggravé.

La première notion que nous devons faire intervenir est
celle de l'association microbienne provoquant une augmen-
tation de virulence. C'est ce que dit Charrin : « Il est très
fréquent d'assister au mariage, à l'association de plusieurs

maladies virulentes ; elles s'entr'aident, elles facilitent leur évolution réciproque. »

Les démonstrations expérimentales venant prêter appui aux faits cliniques ne manquent pas. Pane a mis en évidence l'influence favorisante de la bactéridie sur le pneumocoque ; Manotti, celle du streptocoque sur le bacille de la tuberculose ; Vaillard, Rouget, celle des pyogènes sur le microbe du tétanos, etc., etc., toutes ces influences s'exercent dans le sens d'un développement rendu plus actif. Si l'on fait pénétrer le pneumocoque dans la trachée d'un animal, ce pneumocoque pourra ne pas sortir de l'état latent ; mais il suffit d'inoculer la rage à cet animal pour voir ce pneumocoque déterminer d'immédiates lésions (Gamaleia). Ainsi se trouve prouvé, une fois de plus, ce fait : à savoir qu'un virus, la rage dans ce cas, peut faire apparaître un autre virus qui sommeillait.

Comment se fait l'exaltation de virulence des germes associés dans les infections combinées ? Est-ce par l'intermédiaire de l'organisme qui, affaibli par une infection première, se laisse envahir par des saprophytes acquérant de la virulence en s'adaptant à ce nouveau milieu ?

Nous verrons tout à l'heure, en rapportant certaines expériences de laboratoire, l'action favorisante de diverses bactéries développées dans le voisinage l'une de l'autre, mais il est probable que l'action favorisante s'exerce par d'autres mécanismes. Les toxines, d'après M. Bouchard, affaibliraient le processus phagocytaire non seulement par chimiotaxie négative mais encore par l'intermédiaire du système nerveux. D'un autre côté, les lésions de dégénérescence cellulaire de certains organes, causées par des toxines infectieuses, doivent faciliter les invasions microbiennes secondaires : altérations hépatiques (Sanarelli), altérations rénales (Polacci, Fischer). Enfin, certaines altérations cellulaires ou humorales prédisposant aux associations microbiennes se retrouvent dans les maladies nerveuses, les cachexies, qui jouent également leur rôle dans la détermination de ces infections secondaires (1).

Nous allons reprendre, en détail, en les appliquant aux faits cliniques précédemment rapportés, ces explications que nous venons de résumer brièvement dans une vue d'ensemble.

Voyons d'abord les cas particulièrement graves que nous avons rangés sous l'étiquette de « strepto-syphilis ».

» Le streptocoque, dit Achalme, offre de nombreux exemples de ces associations dans lesquelles il acquiert une plus grande puissance pathogène tout en exaltant la virulence du microbe auquel il est adjoint ». Tout le monde connaît la gravité que présente la diphtérie lorsqu'elle s'associe à la streptococcie, et l'on ne s'en est jamais si bien rendu compte que le jour où l'on a vu combien étaient différents les résultats de la sérothérapie chez les enfants atteints de diphtérie simple et chez ceux qui étaient atteints de strepto-diphtérie. M. Vincent a attiré récemment l'attention sur la symbiose du microbe en chaînettes et du bacille typhique, donnant lieu à des accidents très graves, qu'il désigne sous le nom d'infection streptotyphique (2).

Il y a lieu de se demander si cette aggravation provient de ce fait que l'organisme, mis en état de moindre résistance par la première infection et ayant deux ennemis à combattre au lieu d'un, succombe plus facilement ; ou bien si le second agent, le streptocoque dans l'espèce, vient, par l'assistance de ses toxines, augmenter la virulence de la toxine primitive en circulation dans l'organisme

---

(1) F. Widal, Congrès de Montpellier.
(2) *Loc. cit.*

Les deux opinions peuvent être soutenues : elles renferment l'une et l'autre leur part de vérité. L'affaiblissement de l'organisme par une infection est une chose incontestée; d'autre part, il arrive, journellement, qu'on exagère *in vitro* la virulence d'un microbe en lui associant un microbe d'une espèce différente. Des milieux additionnés de toxine tétanique augmentent beaucoup la virulence de certains microorganismes pathogènes (Roncali, Klein, Pisenti). Mosny et Metchnikoff ont fait, pour d'autres microbes, des observations du même genre.

Roux et Yersin sont allés plus loin. Ils ont démontré que l'on pouvait engendrer des accidents mortels sur les animaux en se servant d'un mélange de streptocoque moyennement virulent et de bacille diphtérique assez affaibli pour ne donner lieu qu'à des symptômes morbides peu accentués. De cette association, les deux microbes sortent plus virulents l'un et l'autre, lorsqu'ensuite on les inocule seuls. Cette particularité expérimentale explique ainsi certaines formes cliniques, actes de symbiose se produisant assez souvent, ainsi qu'il résulte des recherches de MM. Barbier, Martin, etc...

Mais il est une série de faits plus intéressants encore étudiés par Nencki. Ce bactériologiste a découvert deux bactéries capables de sécréter, associées, un produit chimique nouveau, qu'aucune d'elles n'élabore quand elle est seule.

Il est donc évident qu'il faut voir dans le triomphe des associations microbiennes une action vitale exercée par un des microbes sur l'autre.

Conclusion : le streptocoque, comme d'autres microbes, peut, par l'assistance de ses toxines, augmenter la virulence de la toxine syphilitique, partant, aggraver les manifestations de la syphilis et la syphilis elle-même, comme l'indiquaient les faits cliniques consignés dans la première partie de notre travail.

Mais, on s'en souvient, il est une autre opinion qui fait jouer à l'organisme affaibli le rôle que certains auteurs, concluant d'après les seules expériences *in vitro*, avaient attribué exclusivement à l'action d'un microbe favorisant la prolifération et la virulence du microbe associé.

Nous devons étudier cette seconde opinion. Voici comment M. Widal pose la question : « Est-ce par l'intermédiaire de l'organisme qui, affaibli par une infection première, se laisse envahir par des saprophytes acquérant de la virulence en s'adaptant à ce nouveau milieu, que se fait l'exaltation de la virulence des germes associés ? »

Le professeur Bouchard a reconnu que ces substances microbiennes affaiblissent l'économie, en s'opposant à la phagocytose, en ne permettant pas aux défenses naturelles de s'accomplir. Charrin et Duclert l'ont aussi démontré. Les attributs des produits solubles sont singulièrement redoutables lorsqu'il s'agit des principes issus de la vie des tissus influencée par ces principes directs ou par d'autres éléments.

C'est grâce à la mise en jeu de ces attributs que la maladie se développe, ce sont ces attributs qui permettent aux sécrétions bacillaires de porter le trouble et dans la manière d'être et dans la manière de fonctionner de l'organisme.

Les désordres causés par l'infection répondent à trois catégories principales de faits : les lésions des tissus, les altérations des liquides, les perturbations fonctionnelles des appareils.

Les travaux qui se rapportent à ces changements apportés dans la disposition des cellules par la pénétration des toxines sont nombreux. Arloing a mis en lumière des éléments nettement phlogogènes ; ces substances ont fait naître l'œdème, elles attirent ou repoussent les leucocytes mobilisés ; —nous reviendrons sur ce point—elles nécrosent quelques-uns d'entre eux, amenant ainsi la formation du pus ; elles font dégénérer les épithéliums pendant qu'elles poussent à la multiplication directe ou indirecte; elles engendrent des lésions, suppuratives, exsudatives, ulcéreuses, gangréneuses, scléreuses, pseudo-membraneuses, elles déterminent des oxydations, des réductions, des dédoublements, etc.

Les changements apportés dans la composition des liquides, par le fait de l'introduction de ces toxines, sont plus obscurs ; il importe d'établir leur réalité, car l'intérêt de ces recherches s'impose. Le sang subit l'influence des produits microbiens et dans ses éléments figurés et dans ses éléments solubles. L'alcalinité s'abaisse, les hématoblastes abondent. Les globules rouges apparaissent plus crénelés, plus débiles ; quelquefois, il y a production de méthémoglobine par le fait de l'action de certains agents microbiens réducteurs. L'oxygène descend de 12 à 8 pour 100. Charrin l'a constaté avec Gley ; le sucre tombe de 0,940 à 0,710 par litre. Stintzing prétend que l'eau augmente, tandis que l'albumine diminue ; l'hydrémie accompagne l'hypoalbuminose ; la toxicité s'accroît (1.).

D'autres liquides organiques sont également soumis à des changements par l'arrivée des sécrétions microbiennes. Le volume de la lymphe, d'après Gaertner, est en ascension, sa toxicité oscille ; or, on connaît l'importance de cette lymphe depuis les travaux d'Heidenhain. La toxicité

---

(1) Bouchard. — *Pathologie générale*

de l'urine varie avec l'infection, il n'est donc pas possible d'établir pour elle une règle générale.

Les sécrétions bactériennes influencent la nutrition, touchent aux échanges, aux mutations respiratoires, fonctionnelles ou autres ; elles modifient les déchets ; elles conduisent les tissus à engendrer des corps nouveaux toxiques. Ces substances chimiques agissent sur les liquides glandulaires. Le plus grand nombre diminue et altère la bile, permettant à la flore intestinale de se mieux développer. Les migrations des principes pathogènes au travers de l'intestin altèrent la structure des couches profondes et superficielles, du tissu réticulé, de l'épithélium, des glandes.

Les modifications sanguines, lymphatiques, glandulaires, etc., s'accompagnent de désordres circulatoires. Nous n'allons pas rappeler ici les nombreuses modifications du rythme cardiaque, obtenues par divers expérimentateurs en injectant des produits solubles, mais nous devons, cependant, citer une observation.

En injectant de la tuberculine à des lapins, le professeur Bouchard a vu le fond de l'œil se congestionner, il a réussi à substituer l'anémie à la congestion en injectant des toxines pyocyaniques.

Cette action sur les vaso-moteurs a frappé l'esprit des observateurs et a été le point de départ d'une série d'expériences.

Gley et Charrin ont montré que ces principes pyocyaniques élèvent la pression, paralysent les centres dilatateurs, retardent la vascularisation qui survient dans le pavillon de l'oreille à la suite de l'excitation du nerf auriculaire.

En variant les principes à injecter on varie les résultats.

Nous pensons que cette influence des toxines sur les

fonctions vaso-dilatatrices doit jouer le rôle capital.

Or, fonctions vaso-dilatatrices, qu'est-ce sinon une partie des fonctions du système nerveux?

Si l'on interprète bien les expériences faites sur le système nerveux, telles que la section des nerfs sensitifs, par exemple, diminuant la réaction organique et aggravant l'infection streptococcique, telles que la suppuration oculaire par compression du trijumeau, l'infection pulmonaire par lésion du pneumogastrique, il est évident que l'innervation est la souveraine maîtresse des phénomènes organiques réactionnels en présence d'une infection.

Si l'on admet d'autre part, ce qui ne peut-être contesté, l'action des toxines microbiennes sur l'innervation, s'exerçant comme dans les expériences de physiologie, on doit admettre les conclusions suivantes :

L'introduction dans l'organisme de produits solubles des germes pathogènes exerce sur cet organisme une action dépressive en agissant sur les éléments cellulaires, les liquides, les appareils, mais surtout sur le système nerveux. L'influence prédisposante aux associations microbiennes, aux infections combinées résulte en partie de cet affaiblissement du terrain.

Nous devons revenir maintenant sur l'affaiblissement du processus phagocytaire que nous n'avons fait que mentionner, et dont l'importance est considérable, d'après M. Bouchard. Citons des expériences à l'appui :

MM. Vaillard et Vincent ont utilisé la toxine tétanique. Il résulte des observations de ces auteurs que si l'on place sous la peau de l'oreille d'un lapin des tubes capillaires contenant une culture chauffée à 65 degrés, c'est-à-dire, à une température où la toxine est détruite, on voit que très rapidement leur extrémité ouverte est encombrée de leucocytes. Si, au contraire, chez le même animal on expérémente avec un tube contenant un bouillon de culture non chauffé, il ne se produit aucune attraction leucocytaire et le liquide reste limpide. Cette différence peut et doit être attribuée à l'action de la toxine, active dans le second cas, tuée dans le premier.

Voici un autre fait de MM. Vaillard et Rouget, qui consiste à protéger momentanément contre les leucocytes les spores dépouillées de toxine, jusqu'au moment où elles aient eu le temps de se développer et de sécréter de nouveaux poisons. Les spores lavées sont mêlées à du sable bien sec et stérile, et incluses dans de petits étuis de papier Berzélius stérilisés. On introduit ces appareils dans le péritoine d'un cobaye et l'on inocule un animal témoin avec des spores libres en même quantité. Ce dernier ne présente aucun phénomène morbide, alors que le premier meurt rapidement du tétanos (1).

L'expérience doit s'interpréter ainsi : « L'étui, en raison de son épaisseur, retarde la migration des leucocytes et leur arrivée au centre de la masse. Grâce à ce répit, les spores peuvent végéter et les bacilles issus de ces germes élaborer la toxine. Lorsque les cellules migratrices arrivent au contact du sable, le temps de la lutte efficace est passé. »

L'effet de ces toxines ou des produits microbiens d'une autre espèce bactérienne est donc d'éloigner les leucocytes du champ de bataille.

Parfois, un microbe associé remplace le produit soluble, en absorbant à lui seul toute l'activité phagocytaire, ce qui permet à l'autre d'agir à l'aise. C'est ce qui se passe encore pour le tétanos.

En résumé, les défenses de l'organisme sont soumises

---

(1) Achalme. — *Loc. cit.*

à une infinité d'assaillants, ceux-ci peuvent affaiblir ou détruire ces défenses, surtout en s'associant.

Dans ces associations, l'un des microbes accapare l'activité phagocytaire et permet ainsi à l'autre d'évoluer, ou bien il sécrète une toxine qui par une chimiotaxie négative éloigne les leucocytes, ou enfin il agit sur tous les éléments organiques, en particulier sur le système nerveux et lorsque l'organisme faiblit, le deuxième microbe vient se surajouter et acquiert sur ce terrain débilité une puissante virulence.

D'autre part, comme le prouvent les expériences *in vitro*, deux microbes peuvent s'entr'aider par simple contact de leurs substances sécrétées ; ils peuvent même sécréter, réunis, une substance nouvelle, qu'aucun d'eux ne pouvait produire étant seul.

Ces divers modes d'action sont parfaitement applicables aux cas qui nous occupent, où la syphilis a été aggravée par le streptocoque, le gonocoque, etc., et où, réciproquement, elle a aggravé les infections produites par ces agents pathogènes.

Voilà, ce nous semble, expliquée comme le permettent les connaissances actuelles et basée sur de plausibles hypothèses, la pathogénie des infections combinées dans la syphilis ayant provoqué des accidents, une évolution, un pronostic d'une particulière malignité.

Mais certains esprits ne manqueront pas de se demander pourquoi les différences que l'on observe dans les résultats suivant qu'une infection streptococcique, l'érysipèle par exemple, agit d'une façon favorable sur la syphilis, ou qu'elle agit, comme dans certains chancres de l'amygdale, d'une façon défavorable. Et, si nous répondons que, dans le cas précité, le streptocoque de l'érysipèle, comme le veulent Courmont, Méry et d'autres bacté-

riologistes, n'est pas le même que celui du chancre phagédénique ou de l'angine, ils ne manqueront pas de nous
objecter que la staphylococcie, qui aggrava certaines angines diphtéroïdes, eut une heureuse influence sur certaines
manifestations syphilitiques. Et comme les mêmes germes
pathogènes furent trouvés dans les deux cas, nous ne
pourrons avoir recours à la réponse précédente.

Nous devrons reconnaître que la bactériologie ne peut
tout expliquer.

Comme le dit Charrin : « Ces affections de tous les jours
sont si nombreuses, si polymorphes dans leur aspect,
leur évolution, qu'il est impossible d'expliquer ces varié-
tés par celles qui sont inhérentes aux races, à la virulence
à la quantité des parasites, au choix de la porte d'entrée ;
il faut chercher ailleurs que du côté des infiniment petits,
c'est-à-dire dans la direction du terrain ou plutôt de ses
changements, les causes des disparités enregistrées dans
ses manifestations ».

L'aveu de Charrin, en cette occurence, nous dispense
d'autres, et si nos résultats varient, si nos observations
semblent parfois en contradiction, que nous ne puissions
expliquer cette contradiction par ce que nous enseigne la
microbiologie, nous devons faire intervenir la notion du
terrain.

C'est-à-dire que les infections combinées dans la syphilis varieront dans leurs résultats suivant que nous aurons
affaire à un malade ou à un autre. Chez l'arthritique et le
lymphatique, chez le jeune homme et le vieillard, chez
l'homme et la femme, chez le surmené et celui qui ne
fatigue pas, chez l'intoxiqué par l'alcool, le tabac, le plomb,
etc., et chez le sujet sain, chez celui que l'on aura soigné
et celui qui n'aura pas suivi de traitement, les infections combinées à la syphilis et la syphilis évolueront de

façon différente. Et nous n'avons cité que quelques-unes des causes pathologiques susceptibles de modifier notre état humoral, ce n'est pas ici le lieu d'entreprendre cette étude.

Pour nous résumer et conclure, écoutons ce que dit encore Charrin : « Il faut savoir convenir que, dans les affections, les bactéries assurément interviennent, mais, le plus souvent, elles agissent lorsqu'une prédisposition innée, lorsque l'espèce, la race, l'âge, le sexe, l'hérédité, la constitution, le tempérament, lorsque des causes occasionnelles viennent d'agir sur l'organisme, en particulier sur le système nerveux. Ce système, à son tour, répond en modifiant, grâce surtout à son action sur la nutrition, sur les sécrétions, sur les vaso-moteurs, les humeurs et les mouvements cellulaires. Ce sont ces conditions qui dominent, ce sont elles dont il faudrait s'appliquer à débrouiller les détails pathogéniques, car elles dépassent en influence, dans nombre de cas, les variations de virulence, dont cependant, nous n'avons jamais méconnu la valeur. Ces incessantes modifications du terrain, c'est là le fond de la médecine de tous les instants » (1).

---

(1) *Pathol. gén.* de Bouchard, t. II.

CONCLUSIONS

1° Il résulte des observations rapportées dans ce travail qu'il existe fréquemment des infections combinées dans la syphilis, provoquant des modifications dans l'évolution et le pronostic, soit de la syphilis, soit des infections associées.

2° Dans quelques cas, l'influence d'une infection sur la syphilis ou ses manifestations s'est exercée favorablement.

3° Dans d'autres cas — plus nombreux — l'action des infections surajoutées à la syphilis a donné à celle-ci et à ses manifestations un caractère frappant de malignité.

4° La syphilis semble préserver de certaines maladies. Les faits de ce genre auraient besoin de confirmation.

5° La syphilis entraîne, pour les affections intercurrentes qu'elle influence, le plus souvent, un sombre pronostic.

Nos conclusions justifient donc bien la parole de Ricord, qui a servi d'épigraphe à notre travail : « Il fait bon, quand on a la vérole, bien se porter. »

BIBLIOGRAPHIE

ACHALME (P). — De l'immunité dans les maladies infectieuses.

AMIEL. — Rapports de la syphilis avec les fièvres éruptives. Th. Paris, 1887.

BATTIER. — Les angines diphtéroïdes de la syphilis. Th., Paris, 1897.

BARTHÉLÉMY et BALZER. — Art. *Syphilides*. Nouv. dict. de méd. et de chirurg. pratiques. 1883.

BASSEREAU. — Traité des affections de la peau symptomatiques de la syphilis. 1852.

BAUDOUIN. — Contribution à l'étude des syphilis graves précoces. Th. Paris, 1889.

BAZIN. — Leçons théoriques et cliniques sur la syphilis et les syphilides. 1866.

BOUCHARD. — Traité de Pathologie générale, t. I et II.

BOURGES. — Gazette hebdomadaire, 1892-1895.

BOURGES et HUDELO. — Bulletin de la Soc. de Biologie, 1894.

BIONDI. — Les microoganismes pathogènes de la salive. (Ann. Inst. Past., 1887).

BROUSSE. — Un cas de syphilis maligne précoce. (Ann. de Dermat. et de syph. 1891).

CHALUS. — Contribution à l'étude de l'influence de l'hyperthermie sur la syphilis. Th. Lyon, 1888.

CHASSAIGNAC. — Antagonisme de l'infect. purul. et de la syphilis. Soc. de chirurg. de Paris. 1862.

CHAUVEAU. — Sur le mécanisme de l'immunité. (Ann. Inst. Past., 1888).

CHRÉTIEN. — De l'influence réciproque des états morbides et en particulier de la syphilis et de la tuberculose. (Sem. méd., 1898).

CORNIL. — Leçons sur la syphilis, 1879.

CRÉPIN. — Syphilis et irritation. (Th. de Lille, 1893.)

DIDAY. — Etude sur le chancre de l'amygdale. (Mém. et comptes rendus de la Soc. des Sc. méd. de Lyon, 1861-1862).

— Du chancroïde mixte. (Lyon méd., 1869.)

— Du bubon mixte. (Lyon méd., 1871.)

DIEULAFOY. — Leçon sur le chancre de l'amygdale. (Sem. méd. 1895.)

DUBUC. — Des syphilides malignes précoces, 1864.

FOURNIER. — Leçons sur la syphilis, 1873.

— Du sarcocèle syphilitique. (Ann. de Derm. et de Syphil., 1875.)

— Leçons sur le chancre amygdalien. (Gazette hebd., 1875.)

— Des facteurs de gravité de la syphilis. (Sem. méd., 1886. — Gazette des hôp., 1886.)

FREUNDENREICH. — De l'antagonisme des bactéries et de l'immunité qu'il confère aux milieux de culture. (Ann. de l'Inst. Past., 1888.)

GAMALEIA. — Sur la destruction des microbes dans les organismes fébriles. (Ann. Inst. Past., 1886.)

GÉMY. — Facteurs de gravité de la syphilis. (Bull. méd., 1891.)

HARDY. — La syphilis et son traitement. (Gaz. des Hôp., 1882.)

HAUTTEMENT. — Angines syphilitiques secondaires à forme diphtérique. Th. Paris, 1888.

HÉRICOURT. — Les associations microbiennes. (Rev. de méd., 1888.)

JACQUINET. — Contribution à l'étude de la tuberc. pulm. chez les syphilitiques. Th. Paris, 1895.

JOURJON. — Influence des maladies aiguës sur quelques manifestations de la syphilis. Th. Paris, 1870.

JULLIEN. — Traité des maladies vénériennes.

LAÎNÉ. — Contribution à l'étude des causes aggravantes de la syphilis Th. Paris, 1886.

LANCEREAUX. — Traité historique et pratique de la syphilis, 1866.

LANDOUZY. — Congrès pour l'étude de la tuberculose, 1891. Associations morbides, syphilis et tuberculose, terrains et graine.

— Titres et travaux scientifiques. Paris, 1890.

LELOIR. — Leçons sur la syphilis. (Progrès méd., 1885.)

LUKOMSKY. — Du traitement curatif de la syphilis par le virus vaccin, 1864.

MARTELLIÈRE. — De l'angine syphilitique. Th. Paris, 1854.

MAURIAC. — Traité des maladies vénériennes.

MAURIAC. — Etude clinique sur l'influence curative de l'érysipèle sur la syphilis. (Gaz. des Hôp., 1873.)

— Des syphilides. (Gaz. des Hôpitaux, 1882.)

MATTHEWS. — Case of diphteria complicating syphilis. (The Lancet, 1885.)

MONTAZ. — Dauphiné méd. 1892.

NEUMANN. — Ueber den Einfluss der Erysipel auf den Verlauf der constitutionnellen Syphilis. (Allg. Wien. med. Ztg. 1888.)

ORY. — Recherches cliniques sur l'étiologie des syphilides malignes précoces. Th. Paris, 1875.

OLLIVIER. — Du pronostic de la fièvre typhoïde. Th. Montpellier, 1896.

RAYMOND (P.). — Contribution à l'étude des syphilis graves. (Presse méd. 1898.)

— Une observation de syphilis conceptionnelle. (Ann. de Derm. et syph., 1891.)

RAYER. — Traité des maladies de la peau, 1835.

RICORD. — Lettres sur la syphilis. (Union méd., 1850.)

ROLLET. — Recherches cliniques sur la syphilis, le chancre simple et la blennorrhagie.

VEDEL. — Des infect. mixtes dans la tuberc. pulm., Th. Montp. 1895.

VIDAL. — Des syphilides cutanées, 1879.

WIDAL (F.). — Rapport sur les associations microbiennes et les infections mixtes au Congrès français de médecine interne à Montpellier, avril 1898.

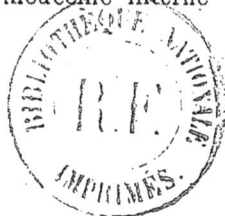